实用临床护理思维

张文霞 ◎著

JC 吉林科学技术出版社

图书在版编目（CIP）数据

实用临床护理思维/ 张文霞著. -- 长春 :吉林科学技术出版社, 2019.8

ISBN 978-7-5578-6033-2

Ⅰ.①实… Ⅱ.①张… Ⅲ.①护理学 Ⅳ.①R47

中国版本图书馆CIP数据核字(2019)第201202号

实用临床护理思维
SHIYONG LINCHUANG HULI SIWEI

出 版 人　李　梁
责任编辑　李　征　李红梅
书籍装帧　山东道克图文快印有限公司
封面设计　山东道克图文快印有限公司
开　　本　787mm × 1092mm　1/16
字　　数　231千字
印　　张　10
印　　数　3000册
版　　次　2019年8月第1版
印　　次　2020年6月第2次印刷

出　　版　吉林科学技术出版社
发　　行　吉林科学技术出版社
地　　址　长春市福祉大路5788号出版集团A座
邮　　编　130000
发行部电话/传真　0431-81629529　81629530　81629531
81629532　81629533　81629534
储运部电话　0431-86059116
编辑部电话　0431-81629508
网　　址　http://www.jlstp.net
印　　刷　北京市兴怀印刷厂

书　　号　ISBN 978-7-5578-6033-2
定　　价　98.00元

前　　言

随着社会的进步和医学科技的飞速发展，护理实践不仅仅是具有系统性和目标性，护理病人的活动不再只是按照护理操作规程完成任务，而是根据个人、家庭、群体的特殊需要提供不同的护理措施，使护理质量和病人的满意度提高，护士专业角色扩展，护理服务对象和范围越来越广泛。

本书共八章，阐述了临床常用疾病的护理技术，包括呼吸系统疾病护理、消化系统疾病护理、循环系统疾病护理、神经系统疾病的护理、风湿免疫系统疾病、心胸外科护理、泌尿外科护理、烧伤护理等内容。本书具有实用、简明、内容详尽、新颖等特点，对临床内科疾病的诊断和治疗具有指导意义，适合我国各级临床护士，尤其是实习医生、实习护士阅读参考。

由于编者水平有限及编写时间仓促，书中错误或不当之处在所难免，敬请广大读者批评和指正。在此，特向关心和支持本书出版的专家和同仁致以诚挚的感谢！

编　者

目　　录

第一章　呼吸系统疾病护理

第一节　急性呼吸道感染的护理

一、急性上呼吸道感染

急性上呼吸道感染简称上感，为外鼻孔至环状软骨下缘包括鼻腔、咽或喉部急性炎症的概称。其特点是起病急、病情轻、病程短、可自愈，预后好，但发病率高，并具有一定的传染性。本病是呼吸道最常见的一种感染性疾病，发病不分年龄、性别、职业和地区，免疫功能低下者易感。全年皆可发病，以冬春季节多见，多为散发，但在气候突变时可小规模流行。

主要病原体是病毒，少数是细菌。人体对病毒感染后产生的免疫力较弱、短暂，病毒间也无交叉免疫，故可反复发病。

【病因与发病机制】

1.病因

常见病因为病毒，少数由细菌引起，可单纯发生或继发于病毒感染之后发生。病毒包括鼻病毒、冠状病毒、腺病毒、流感和副流感病毒以及呼吸道合胞病毒、埃可病毒和柯萨奇病毒等。细菌以口腔定植菌溶血性链球菌为多见，其次为流感嗜血杆菌、肺炎链球菌和葡萄球菌等，偶见革兰阴性杆菌。

2.发病机制

正常情况下健康人的鼻咽部有病毒、细菌存在，一般不会发病。接触病原体后是否发病，取决于传播途径和人群易感性。淋雨、受凉、气候突变、过度劳累等可降低呼吸道局部防御功能，致使原存的病毒或细菌迅速繁殖引起发病。老幼体弱，免疫功能低下或有慢性呼吸道疾病如鼻旁窦炎、扁桃体炎者更易发病。病原体主要通过飞沫传播，也可由于接触病人污染的手和用具而传染。

【临床表现】

1.临床类型

(1)普通感冒：俗称“伤风”，又称急性鼻炎或上呼吸道卡他。以冠状病毒和鼻病毒为主要致病病毒。起病较急，主要表现为鼻部症状，如打喷嚏、鼻塞、流清水样鼻涕，早期有咽部干痒或烧灼感。2～3天后鼻涕变稠，可伴咽痛、流泪、味觉迟钝、呼吸不畅、声嘶、咳嗽等，有时由于咽鼓管炎致听力减退。严重者有发热、轻度畏寒和头痛等。体检可见鼻腔黏膜充血、水肿、有分泌物，咽部可轻度充血。若无并发症，一般经5～7天痊愈。

(2)急性病毒性咽炎和喉炎：急性病毒性咽炎常由鼻病毒、腺病毒、流感病毒、副流感病毒以及肠病毒、呼吸道合胞病毒等引起。临床表现为咽痒和灼热感，咽痛不明显，但合并链球菌感染时常有咽痛。体检可见咽部明显充血、水肿。急性喉炎多为流感病毒、副流感病毒及腺病毒等引起，临床表现为明显声嘶、讲话困难、可有发热、咽痛或咳嗽，咳嗽时咽喉疼痛加重。体检可见喉部充血、水肿，颌下淋巴结轻度肿大和触痛，有时可闻及喉部的喘息声。

(3)急性疱疹性咽峡炎：多由柯萨奇病毒A引起，表现为明显咽痛、发热，病程约为一周。查体可见咽部充血，软腭、腭垂、咽及扁桃体表面有灰白色疱疹及浅表溃疡，周围伴红晕。多发于夏季，儿童多见，成人偶见。

(4)急性咽结膜炎：主要由腺病毒、柯萨奇病毒等引起。表现为发热、咽痛、畏光、流泪、咽及结膜明显充血。病程4～6天，多发于夏季，由游泳传播，儿童多见。

(5)急性咽扁桃体炎：病原体多为溶血性链球菌，其次为流感嗜血杆菌、肺炎链球菌、葡萄球菌等。起病急，以咽、扁桃体炎症为主，咽痛明显、伴发热、畏寒，体温可达39℃以上。查体可发现咽部明显充血，扁桃体肿大、充血，表面有黄色脓性分泌物。有时伴有颌下淋巴结肿大、压痛，而肺部查体无异常体征。

2.并发症

一般预后良好，病程常在1周左右。少数患者可并发急性鼻旁窦炎、中耳炎、气管-支气管炎。以咽炎为表现的上呼吸道感染，部分患者可继发溶血性链球菌引起的风湿热、肾小球肾炎等，少数患者可并发病毒性心肌炎。

【辅助检查】

1.血液检查

病毒感染者，白细胞计数常正常或偏低，伴淋巴细胞比例升高。细菌感染者可有白细胞计数与中性粒细胞增多和核左移现象。

2.病原学检查

因病毒类型繁多，一般无须进行此检查。需要时可用免疫荧光法、酶联免疫吸附法、血清学诊断或病毒分离鉴定等方法确定病毒的类型。细菌培养可判断细菌类型并做药物敏感试验以指导临床用药。

【诊断要点】

根据鼻咽部的症状和体征，结合周围血象和阴性胸部X线检查可做出临床诊断。一般无须病因诊断，特殊情况下可进行细菌培养和病毒分离，或病毒血清学检查等确定病原体。但须与初期表现为感冒样症状的其他疾病鉴别，如过敏性鼻炎、流行性感冒、急性气管-支气管炎、急性传染病前驱症状等。

【治疗要点】

治疗原则以对症处理为主，以减轻症状，缩短病程和预防并发症。

1.对症治疗

病情较重或发热者或年老体弱者应卧床休息，忌烟，多饮水，室内保持空气流通。如有发热、头痛，可选用解热镇痛药如复方阿司匹林、去痛片等口服。咽痛可用消炎喉片含服，局部雾化治疗。鼻塞、流鼻涕可用1%麻黄素滴鼻。

2.抗菌药物治疗

一般不需用抗生素，除非有白细胞升高、咽部脓苔、咯黄痰和流鼻涕等细菌感染证据，可根据当地流行病学史和经验用药，可选口服青霉素、第一代头孢菌素、大环内酯类或喹诺酮类。

3.抗病毒药物治疗

如无发热，免疫功能正常，发病超过 2 天一般无须应用。对于免疫缺陷患者，可早期常规使用广谱的抗病毒药，如利巴韦林和奥司他韦，可缩短病程。具有清热解毒和抗病毒作用的中药亦可选用，有助于改善症状，缩短病程。如板蓝根冲剂、银翘解毒片等。

【护理要点】

1.生活护理

症状轻者适当休息，避免过度疲劳；高热病人或年老体弱者应卧床休息。保持室内空气流通，温湿度适宜，定时空气消毒，进行呼吸道隔离，病人咳嗽或打喷嚏时应避免对着他人，防止交叉感染。饮食应给予高热量、高维生素的流质或半流质，鼓励病人多饮水及漱口，保持口腔湿润和舒适。病人使用的餐具、毛巾等可进行煮沸消毒。

2.对症护理

高热者遵医嘱物理降温，如头部冷敷，冰袋置于大血管部位，温水或乙醇擦浴，4℃冷盐水灌肠等。注意 30 分钟后测量体温并记录。必要时遵医嘱药物降温。咽痛者可用淡盐水漱咽部或含服消炎喉片，声嘶者可行雾化疗法。

3.病情观察

注意观察生命体征，尤其是体温变化及咽痛、咳嗽等症状的变化。警惕并发症，如中耳炎病人可有耳痛、耳鸣、听力减退、外耳道流脓；并发鼻旁窦炎者会出现发热、头痛加重、伴脓涕，鼻旁窦有压痛。

4.用药护理

遵医嘱用药，注意观察药物不良反应。

5.健康教育

积极体育锻炼，增强机体免疫力。生活饮食规律、改善营养。避免受凉、淋雨、过度疲劳等诱发因素，流行季节避免到公共场所。注意居住、工作环境的通风换气。年老体弱易感者应注意防护，上呼吸道感染流行时应戴口罩。

二、急性气管，支气管炎

急性气管-支气管炎是由生物、物理、化学刺激或过敏等因素引起的气管-支气管黏膜的急性炎症。临床症状主要为咳嗽和咳痰。常发生于寒冷季节或气候突变时，也可继发于上呼吸道感染，或为一些急性呼吸道传染病（麻疹、百日咳等）的一种临床表现。

【病因与发病机制】

1.感染

病毒或细菌是本病最常见的病因。常见的病毒有呼吸道合胞病毒、副流感病毒、腺病毒等。细菌以肺炎球菌、流感嗜血杆菌、链球菌和葡萄球菌较常见。

2.理化因素

冷空气、粉尘、刺激性气体或烟雾对气管-支气管黏膜的急性刺激。

3.过敏反应

花粉、有机粉尘、真菌孢子、动物毛皮及排泄物等的吸入，钩虫、蛔虫的幼虫在肺移行，或对细菌蛋白质的过敏均可引起本病。

感染是最主要的病因,过度劳累、受凉是常见诱因。

【临床表现】

1.症状

起病较急,通常全身症状较轻,可有发热,体温多于3~5天内恢复正常。大多先有上呼吸道感染症状,以咳嗽为主,初为干咳,以后有痰,黏液或黏液脓性痰,偶伴血痰。气管受累时在深呼吸和咳嗽时感胸骨后疼痛;伴支气管痉挛,可有气急和喘鸣。咳嗽、咳痰可延续2~3周才消失,如迁延不愈,可演变成慢性支气管炎。

2.体征

体检肺部呼吸音粗,可闻及不固定的散在干、湿啰音,咳嗽后可减少或消失。

【辅助检查】

病毒感染者白细胞正常或偏低,细菌感染者可有白细胞总数和中性粒细胞增高。胸部X线检查多无异常改变或仅有肺纹理增粗。痰涂片或培养可发现致病菌。

【诊断要点】

1.肺部可闻及散在干、湿性啰音,咳嗽后可减轻。

2.胸部X线检查无异常改变或仅有肺纹理增粗。

3.排除流行性感冒及某些传染病早期呼吸道症状,即可做出临床诊断。

4.痰涂片或培养有助于病因诊断。

【治疗要点】

1.病因治疗

有细菌感染证据时应及时应用抗生素。可首选青霉素、大环内酯类,亦可选用头孢菌素类或喹诺酮类等药物或根据细菌培养和药敏实验结果选择药物。多数口服抗菌药物即可,症状较重者可肌内注射或静脉滴注给药。

2.对症治疗

咳嗽剧烈而无痰或少痰可用右美沙芬、喷托维林镇咳。咳嗽痰黏而不易咳出,可口服祛痰剂如复方甘草合剂、盐酸氨溴索或溴己新等,也可行超声雾化吸入。支气管痉挛时可用平喘药,如茶碱类等。

【护理要点】

1.保持呼吸道通畅

(1)保持室内空气清新,温湿度适宜,减少对支气管黏膜的刺激,以利于排痰。

(2)注意休息,经常变换体位,叩击背部,指导并鼓励患者有效咳嗽,必要时行超声雾化吸入,以湿化呼吸道,利于排痰,促进炎症消散。

(3)遵医嘱使用抗生素、止咳祛痰剂、平喘剂,密切观察用药后的反应。

(4)哮喘性支气管炎的患者,注意观察有无缺氧症状,必要时给予吸氧。

2.发热的护理

(1)密切观察体温变化,体温超过39℃时采取物理降温或遵医嘱给予药物降温。

(2)保证充足的水分及营养的供给:多饮水,给营养丰富、易于消化的饮食。保持口腔清洁。

3.健康教育

(1)增强体质,避免劳累,防治感冒。

(2)改善生活卫生环境,防止有害气体污染,避免烟雾刺激。

(3)清除鼻、咽、喉等部位的病灶。

第二节　气管-支气管炎的护理

气管炎分为急性和慢性。急性气管-支气管炎是由感染、物理、化学、过敏等因素引起的气管-支气管黏膜的急性炎症,表现为咳嗽和咳痰,多见于寒冷季节或气候突变时。慢性支气管炎是指气管、支气管黏膜及其周围组织的慢性非特异性炎症,以慢性咳嗽、咳痰、伴喘息及反复发作为临床特征,多发生于中老年人。长期反复发作可发展为阻塞性肺气肿和肺源性心脏病。

【临床表现】

1.急性气管-支气管炎

先为干咳或咳少量黏液性痰,随后可转为黏液脓性或脓性痰,痰量增多,咳嗽加剧,咳嗽、咳痰可延续2～3周消失。

2.慢性支气管炎

(1)慢性咳嗽:一般以晨间咳嗽为主,白天咳嗽较轻,睡前有阵咳或排痰。

(2)咳痰:以清晨排痰较多,一般为白色黏液或浆液泡沫痰。起床后或体位改变时,可引起刺激而致排痰。有细菌感染时,可出现黏液脓性痰,痰量增加。

(3)喘息或气促:有支气管痉挛者可出现喘息,症状反复发作。并发阻塞性肺气肿时,先出现劳累或活动后气促,晚期则喘息明显。寒冷季节加重。

(4)体征:急性发作期多在背部和两肺下部闻及散在干湿啰音,咳嗽后可改变或消失。喘息型病人可闻及哮鸣音和呼气延长而且不易消失。

【评估要点】

1.一般情况

评估生命体征情况、病人的营养状况,询问病人过敏史、家族史、用药史、吸烟史,了解对疾病的认识。

2.专科情况

(1)咳嗽、喘息的时间、程度,伴随的症状。

(2)咳痰的量、颜色、性质及气味,与体位、进食的关系。

(3)有无发绀、呼吸道梗阻及呼吸困难情况。

(4)临床分型和分期。分型:单纯型、喘息型。分期:急性发作期、慢性迁延期、临床缓解期。

3.实验室及其他检查

(1)血液检查:急性发作期,血白细胞计数和中性粒细胞计数增多。喘息型病人,嗜酸性粒细胞增多。

(2)痰检查:涂片或培养可发现致病菌。

(3)X线检查:早期胸片多无异常,反复发作可见肺纹理增粗,以两下肺明显。

【护理诊断/问题】

1.清理呼吸道无效

与呼吸道分泌物增多、黏稠有关。

2.气体交换受损

与气道阻塞引起气体交换面积减少、支气管痉挛引起通气功能障碍有关。

3.体温过高

与并发感染有关。

4.活动无耐力

与日常活动时供氧不足、疲乏有关。

【护理措施】

1.保持心身舒适

(1)保持室内空气新鲜,通风1～2次/d,室内湿度在60%～65%,温度在20～25℃。

(2)鼓励病人多饮水,高热时每日摄入量应为3000～4000ml,心、肾功能障碍时,每天饮水量应在1500～2000ml。

(3)指导病人选择高维生素、清淡易消化的食物,如瘦肉、豆腐、蛋、鱼、水果、新鲜蔬菜等。

(4)急性期应绝对卧床休息,治疗和护理操作尽量集中在同一时间内,使病人有充足的时间休息。

2.病情观察

(1)咳嗽、咳痰、喘息的症状及诱发因素,尤其是痰液的性质和量。

(2)有无胸闷、发绀、呼吸困难等症状。

3.保持呼吸道通畅

(1)对痰多黏稠、难咳的病人,指导采取有效地咳嗽方式,协助翻身、叩背和体位引流,嘱其多饮水,遵医嘱雾化吸入。

(2)根据病人的缺氧程度、血气分析结果调节氧流量。

【健康教育】

1.保持室内空气新鲜,定时开窗通风,避免烟雾、粉尘的刺激,吸烟者劝其戒烟。

2.注意口腔、皮肤卫生,加强皮肤护理,勤洗漱。

3.指导病人尽量将痰液咳出,尤其是清晨,不要怕咳嗽。

4.寒冷季节或气候骤变时,注意保暖,预防感冒。

5.坚持锻炼身体,有计划地散步、打太极拳等,但避免过度疲劳。

6.指导病人做呼吸锻炼如腹式呼吸。方法:用鼻吸气、用口呼气,呼气时口唇缩拢(呈鱼口状),并用手按压腹部,使气呼尽,采用深而慢的呼吸,频率分别为8～10次/min,10～20min/次。

7.告诉病人及家属氧流量调节的意义,慢性缺氧的病人应以低流量(1～2L/min)持续给氧为宜。

第三节 慢性阻塞性肺疾病的护理

慢性阻塞性肺疾病(COPD)是一组以气流受限为特征的肺部疾病,气流受限不完全可逆,呈进行性发展。COPD是一种慢性气道阻塞性疾病的统称,主要指具有不可逆性气道阻塞的慢性支气管炎和肺气肿两种疾病。患者在急性发作期过后,临床症状虽有所缓解,但其肺功能仍在继续恶化,并且由于自身防御和免疫功能的降低以及外界各种有害因素的影响,经常反复发作,而逐渐产生各种心肺并发症。

COPD是呼吸系统疾病中的常见病和多发病,患病率和病死率均居高不下。因肺功能进行性减退,严重影响患者的劳动力和生活质量,给家庭和社会造成巨大的负担,根据世界银行/世界卫生组织发表的研究,至2020年COPD将成为世界疾病经济负担的第五位。

【病因与发病机制】

确切的病因不清楚,但认为与肺部对香烟烟雾等有害气体或有害颗粒的异常炎症反应有关。这些反应存在个体易感因素和环境因素的互相作用。

1.吸烟

吸烟为重要的发病因素,吸烟者慢性支气管炎的患病率比不吸烟者高2～8倍,烟龄越长,吸烟量越大,COPD患病率越高。烟草中含焦油、尼古丁和氢氰酸等化学物质,可损伤气道上皮细胞和纤毛运动,促使支气管黏液腺和杯状细胞增生肥大,黏液分泌增多,气道净化能力下降。还可使氧自由基产生增多,诱导中性粒细胞释放蛋白酶,破坏肺弹力纤维,诱发肺气肿形成。

2.职业粉尘和化学物质

接触职业粉尘及化学物质,如烟雾、变应原、工业废气及室内空气污染等,浓度过高或时间过长时,均可能产生与吸烟类似的COPD。

3.空气污染

大气中的有害气体如二氧化硫、二氧化氮、氯气等可损伤气道黏膜上皮,使纤毛清除功能下降,黏液分泌增加,为细菌感染增加条件。

4.感染因素

感染亦是COPD发生发展的重要因素之一。病毒感染以流感病毒、鼻病毒、腺病毒和呼吸道合胞病毒为常见。细菌感染常继发于病毒感染,常见病原体为肺炎链球菌、流感嗜血杆菌、卡他莫拉菌和葡萄球菌等。这些感染因素造成气管、支气管黏膜的损伤和慢性炎症。

5.蛋白酶-抗蛋白酶失衡

蛋白水解酶对组织有损伤、破坏作用;抗蛋白酶对弹性蛋白酶等多种蛋白酶具有抑制功能,其中α-抗胰蛋白酶(at-AT)是活性最强的一种。蛋白酶增多或抗蛋白酶不足均可导致组织结构破坏并产生肺气肿。吸入有害气体、有害物质可以导致蛋白酶产生增多或活性增强,而抗蛋白酶产生减少或灭活加快;同时氧化应激、吸烟等危险因素也可以降低抗蛋白酶的活性。先天性α-抗胰蛋白酶缺乏,多见北欧血统的个体,我国尚未见正式报道。

6.氧化应激

有许多研究表明 COPD 患者的氧化应激增加。氧化物主要有超氧阴离子(具有很强的氧化性和还原性,过量生成可致组织损伤,在体内主要通过超氧歧化酶清除)、羟根(OH)、次氯酸(HCL-)和一氧化氮(NO)等。氧化物可直接作用并破坏许多生化大分子如蛋白质、脂质和核酸等,导致细胞功能障碍或细胞死亡,还可以破坏细胞外基质;引起蛋白酶-抗蛋白酶失衡;促进炎症反应,如激活转录因子,参与多种炎症因子的转录,如 IL-8、TNF-α、NO 诱导合成酶和环氧化物诱导酶等。

7.炎症机制

气道、肺实质及肺血管的慢性炎症是 COPD 的特征性改变,中性粒细胞、巨噬细胞、T 淋巴细胞等炎症细胞均参与了 COPD 发病过程。中性粒细胞的活化和聚集是 COPD 炎症过程的一个重要环节,通过释放中性粒细胞弹性蛋白酶、中性粒细胞组织蛋白酶 G、中性粒细胞蛋白酶 3 和基质金属蛋白酶引起慢性黏液高分泌状态并破坏肺实质。

8.其他

如自主神经功能失调、营养不良、气温变化等都有可能参与 COPD 的发生、发展。

【临床表现】

(一)症状

起病缓慢、病程较长。主要症状有:

1.慢性咳嗽

咳嗽时间持续在 3 周以上,随病程发展可终身不愈。常晨间咳嗽明显,夜间有阵咳或排痰。

2.咳痰

一般为白色黏液或浆液性泡沫性痰,偶可带血丝,清晨排痰较多。急性发作期痰量增多,可有脓性痰。

3.气短或呼吸困难

早期在劳动时出现,后逐渐加重,以致在日常活动甚至休息时也感到气短,是 COPD 的标志性症状。

4.喘息和胸闷

部分患者特别是重度患者或急性加重时支气管痉挛而出现喘息。

5.其他

晚期患者有体重下降,食欲减退等。

(二)体征

早期体征可无异常,随疾病进展出现以下体征:

1.视诊

胸廓前后径增大,肋间隙增宽,剑突下胸骨下角增宽,称为桶状胸。部分患者呼吸变浅,频率增快,严重者可有缩唇呼吸等。

2.触诊

双侧语颤减弱。

3.叩诊

肺部过清音，心浊音界缩小，肺下界和肝浊音界下降。

4.听诊

两肺呼吸音减弱，呼气延长，部分患者可闻及湿性啰音和(或)干性啰音。

(三)并发症

1.慢性呼吸衰竭

常在COPD急性加重时发生，其症状明显加重，发生低氧血症和(或)高碳酸血症，可具有缺氧和二氧化碳潴留的临床表现。

2.自发性气胸

如有突然加重的呼吸困难，并伴有明显的发绀，患侧肺部叩诊为鼓音，听诊呼吸音减弱或消失，应考虑并发自发性气胸，通过X线检查可以确诊。

3.慢性肺源性心脏病

由于COPD肺病变引起肺血管床减少及缺氧致肺动脉痉挛、血管重塑，导致肺动脉高压、右心室肥厚扩大，最终发生右心功能不全。

【辅助检查】

1.肺功能检查

这是判断气流受限的主要客观指标，对COPD诊断、严重程度评价、疾病进展、预后及治疗反应等有重要意义。吸入支气管舒张药后第一秒用力呼气容积占用力肺活量百分比(FEV_1/FVC)<70%及FEV_1<80%预计值者，可确定为不能完全可逆的气流受限。肺总量(TLC)、功能残气量(FRC)和残气量(RV)增高，肺活量(VC)减低，表明肺过度充气，有参考价值。由于TLC增加不及RV增高程度明显，故RV/TLC增高大于40%有临床意义。

2.胸部影像学检查

X线胸片改变对COPD诊断特异性不高，早期可无变化，以后可出现肺纹理增粗、紊乱等非特异性改变，也可出现肺气肿改变。高分辨胸部CT检查对有疑问病例的鉴别诊断有一定意义。

3.血气检查

对确定发生低氧血症、高碳酸血症、酸碱平衡失调以及判断呼吸衰竭的类型有重要价值。

4.其他

COPD合并细菌感染时，外周血白细胞增高，核左移。痰培养可能查出病原菌，常见病原菌为肺炎链球菌、流感嗜血杆菌、卡他莫拉菌、肺炎克雷伯杆菌等。

【诊断要点】

1.诊断依据

主要根据吸烟等高危因素史、临床症状、体征及肺功能检查等综合分析确定诊断。不完全可逆的气流受限是COPD诊断的必备条件。

2.临床分级

根据FEV_1/FVC、FEV_1%预计值和症状可对COPD的严重程度做出分级。

3.COPD 病程分期

①急性加重期：指在慢性阻塞性肺疾病过程中，短期内咳嗽、咳痰、气短和(或)喘息加重，痰量增多，呈脓性或黏液脓性，可伴发热等症状；②稳定期：指患者咳嗽、咳痰、气短等症状稳定或症状较轻。

【治疗要点】

(一)稳定期治疗

1.祛除病因

教育和劝导患者戒烟；因职业或环境粉尘、刺激性气体所致者，应脱离污染环境。接种流感疫苗和肺炎疫苗可预防流感和呼吸道细菌感染，避免它们引发的急性加重。

2.药物治疗

主要是支气管舒张药，如 β_2 肾上腺素受体激动剂、抗胆碱能药、茶碱类和祛痰药、糖皮质激素，以平喘、祛痰，改善呼吸困难症状，促进痰液排泄。某些中药具有调理机体状况的作用，可予辨证施治。

3.非药物治疗

(1)长期家庭氧疗(LTOT)：长期氧疗对 COPD 合并慢性呼吸衰竭患者的血流动力学、呼吸生理、运动耐力和精神状态产生有益影响，可改善患者生活质量，提高生存率。

1)氧疗指征(具有以下任何一项)：①静息时，$PaO_2 \leqslant 55mmHg$ 或 $SaO_2 < 88\%$，有或无高碳酸血症。②$56mmHg \leqslant PaO_2 < 60mmHg$，$SaO_2 < 89\%$ 伴下述之一：继发红细胞增多(红细胞压积 $> 55\%$)；肺动脉高压(平均肺动脉压 $\geqslant 25mmHg$)；右心功能不全导致水肿。

2)氧疗方法：一般采用鼻导管吸氧，氧流量为 1.0～2.0L/min，吸氧时间 $> 15h/d$，使患者在静息状态下，达到 $PaO_2 \geqslant 60mmHg$ 和(或)使 SaO_2 升至 90%以上。

(2)康复治疗：康复治疗适用于中度以上 COPD 患者。其中呼吸生理治疗包括正确咳嗽、排痰方法和缩唇呼吸等；肌肉训练包括全身性运动及呼吸肌锻炼，如步行、踏车、腹式呼吸锻炼等；科学的营养支持与加强健康教育亦为康复治疗的重要方面。

(二)急性加重期治疗

最多见的急性加重原因是细菌或病毒感染。根据病情严重程度决定门诊或住院治疗。治疗原则为抗感染、平喘、祛痰、低流量持续吸氧。

【主要护理诊断/问题】

1.气体交换受损

与呼吸道阻塞、呼吸面积减少引起通气和换气功能受损有关。

2.清理呼吸道无效

与呼吸道炎症、阻塞、痰液过多有关。

3.营养失调

低于机体需要量与长期咳痰、呼吸困难致食欲下降或感染机体代谢加快有关。

4.焦虑

与日常活动时供氧不足、疲乏有关、经济支持不足有关。

5.活动无耐力

与疲劳、呼吸困难有关。

【护理措施】

1.气体交换受损

与呼吸道阻塞、呼吸面积减少引起通气和换气功能受损有关。

(1)休息与体位:保持病室内环境安静、舒适,温度20～22℃,湿度50％～60％。卧床休息,协助病人生活需要以减少病人氧耗。明显呼吸困难者摇高床头,协助身体前倾位,以利于辅助呼吸肌参与呼吸。

(2)病情观察:监测病人的血压、呼吸、脉搏、意识状态、血氧饱和度,观察病人咳嗽、咳痰情况,痰液的量、颜色及形状,呼吸困难有无进行性加重等。

(3)有效氧疗:COPD氧疗一般主张低流量低浓度持续吸氧。对患者加强正确的氧疗指导,避免出现氧浓度过高或过低而影响氧疗效果。氧疗装置定期更换、清洁、消毒。急性力Ⅱ重期发生低氧血症者可鼻导管吸氧,或通过文丘里(Venturi)面罩吸氧。鼻导管给氧时,吸入的氧浓度与给氧流量有关,估算公式为吸入氧浓度(％)＝21＋4×氧流量(L/min)。一般吸入氧浓度为28％～30％,应避免吸入氧浓度过高引起二氧化碳潴留。

(4)呼吸功能锻炼:在病情允许的情况下指导病人进行,以加强胸、膈呼吸肌肌力和耐力,改善呼吸功能。

1)缩唇呼吸:目的是增加气道阻力,防止细支气管由于失去放射牵引和胸内高压引起的塌陷,以利于肺泡通气。方法:患者取端坐位,双手扶膝,舌尖放在下颌牙齿内底部,舌体略弓起靠近上颌硬腭、软腭交界处,以增加呼气时气流阻力,口唇缩成"吹口哨"的嘴形。吸气时闭嘴用鼻吸气,呼气时缩唇,慢慢轻轻呼出气体,吸气与呼气之比为1∶2,慢慢呼气达到1∶4。吸气时默数1、2,呼气时默数1、2、3、4。缩唇口型大小以能使距嘴唇15～20cm处蜡烛火焰随气流倾斜但不熄灭为度。呼气是腹式呼吸组成部分,应配合腹式呼吸锻炼。每天3～4次,每次15～30分钟。

2)腹式呼吸:目的为锻炼膈肌,增加肺活量,提高呼吸耐力。方法:根据病情采取合适体位,初学者以半卧位为宜。

①仰卧位的腹式呼吸:让患者髋关节、膝关节轻度屈曲,全身处于舒适的肢位。患者一手放在腹部上,另一只手放在上胸部,此时治疗师的手与患者的手重叠放置,进行缩唇呼吸。精神集中,让患者在吸气和呼气时感觉手的变化,吸气时治疗师发出指令让患者放置于腹部的手轻轻上抬,治疗师在呼气的结束时,快速地徒手震动并对横膈膜进行伸张,以促进呼吸肌的收缩,此训练是呼吸系统物理治疗的基础,要对患者进行充分的指导,训练的时间每次5～10分钟,训练的效果随次数增加显现。训练时注意:a.把握患者的呼吸节律:顺应患者的呼吸节律进行呼吸指导可避免加重患者呼吸困难程度。b.开始时不要进行深呼吸:腹式呼吸不是腹式深呼吸,在开始时期指导患者进行集中精力的深呼吸,可加重患者的呼吸困难。腹式呼吸的指导应在肺活量1/3～2/3通气量的程度上进行练习。应理解腹式深呼吸是充分的腹式呼吸。c.应了解横膈的活动:横膈在吸气时向下方运动,腹部上升,了解横膈的运动,易理解腹式呼吸。

②坐位的腹式呼吸:坐位的腹式呼吸的基础是仰卧位的腹式呼吸。患者采用的体位是坐在床上或椅子上足跟着地,让患者的脊柱伸展并保持尽量前倾坐位。患者一手放在膝外侧支撑体重,另一手放在腹部。治疗师一手放在患者的颈部,触及斜角肌的收缩。另一手放在患者的腹部,感受横膈的收缩。这样能够发现患者突然出现的意外和不应出现的胸式呼吸。正确的腹式呼吸是吸气时横膈膜开始收缩,然后斜角肌等呼吸辅助肌使收缩扩大,呼气时吸气肌放松处于迟缓状态。

③立位的腹式呼吸:手法:患者用单手扶床栏或扶手支撑体重。上半身取前倾位。治疗师按照坐位的腹式呼吸指导法指导患者训练。

④用药护理:按医嘱给予支气管舒张气雾剂、抗生素等药物,并注意用药后的反应。应用氨茶碱后,患者在21日出现心率增快的症状,停用氨茶碱加用倍他乐克减慢心率治疗后好转。

2.清理呼吸道无效

与呼吸道炎症、阻塞、痰液过多有关。

(1)减少尘埃与烟雾刺激,避免诱因,注意保暖。

(2)补充水分:饮水(保持每天饮水1.5~2L以上)、雾化吸入(每日2次,每次20分钟)及静脉输液,有利于痰液的稀释便于咳出。

(3)遵医嘱用药,口服及静滴沐舒坦祛痰,静滴氨茶碱扩张支气管。

(4)注意无菌操作,加强口腔护理。

(5)定时巡视病房,加强翻身、叩背、吸痰。指导患者进行深呼吸和有效地咳嗽咳痰,定期(每2h)进行数次随意的深呼吸(腹式呼吸),吸气末屏气片刻,然后进行咳嗽;嘱患者经常变换体位以利于痰液咳出,保证呼吸道的通畅,防止肺不张等并发症。

3.焦虑

与日常活动时供氧不足、疲乏有关、经济支持不足有关。

(1)入院时给予热情接待,注意保持病室的整洁、安静,为患者创造一个舒适的周围环境。

(2)鼓励家属陪伴,给患者心理上带来慰藉和亲切感,消除患者的焦虑。

(3)随时了解患者的心理状况,多与其沟通,讲解本病有关知识及预后情况,使患者对疾病有一定的了解,说明不良情绪对病情有害无利,积极配合会取得良好的效果。

(4)加强巡视病房,在患者夜间无法入睡时适当给予镇静治疗。

4.营养失调

营养低于机体需要量,与长期咳痰、呼吸困难致食欲下降或感染机体代谢加快有关。

(1)评估营养状况并了解营养失调原因,宣传饮食治疗的意义和原则。

(2)制定适宜的饮食计划,呼吸困难可使热量和蛋白质消耗增加,因此应制定高热量、高蛋白、高维生素的饮食计划,不能进食或输注过多的糖类,以免产生大量CO_2,加重通气负担。改善病人进食环境,鼓励病人进食。少量多餐,进软食,细嚼慢咽,避免进食易产气食物。

(3)便秘者给予高纤维素食物和水果,有心衰或水肿者应限制水钠的摄入。

(4)必要时静脉补充营养。

5.健康教育

(1)COPD的预防主要是避免发病的高危因素、急性加重的诱发因素以及增强机体免疫力。戒烟是预防 COPD 的重要措施，也是最简单易行的措施，在疾病的任何阶段戒烟都有益于防止 COPD 的发生和发展。

(2)控制职业和环境污染，减少有害气体或有害颗粒的吸入，可减轻气道和肺的异常炎症反应。

(3)积极防治婴幼儿和儿童期的呼吸系统感染，可能有助于减少以后 COPD 的发生。流感疫苗、肺炎链球菌疫苗、细菌溶解物、卡介菌多糖核酸等对防止 COPD 患者反复感染可能有益。

(4)指导病人呼吸功能锻炼，防寒保暖，锻炼身体，增强体质，提高机体免疫力。

(5)对于有 COPD 高危因素的人群，应定期进行肺功能监测，以尽可能早期发现 COPD 并及时予以干预。

第四节　慢性支气管炎的护理

慢性支气管炎是气管、支气管黏膜及其周围组织的慢性非特异性炎症。临床上以咳嗽、咳痰为主要特征，每年发病持续 3 个月，连续 2 年或 2 年以上。病情进展，常常并发肺气肿和慢性肺源性心脏病，是一种严重影响健康的慢性病。

【病因与发病机制】

起病与感冒有密切关系，多在气候变化比较剧烈的季节发病。呼吸道反复病毒感染和继发性细菌感染是导致慢性支气管炎病变发展和疾病加重的重要原因。吸烟与慢性支气管炎的关系也是肯定的，吸烟者比不吸烟者的患病率高 2～8 倍，吸烟时间愈久，日吸烟量愈大，患病率愈高，戒烟可使病情减轻。此外，长期接触工业粉尘、大气污染和过敏因素也常是引起慢性支气管炎的原因，而机体抵抗力降低，呼吸系统防御功能受损则是发病的内在因素。本病的病因尚不完全清楚，可能是多种因素长期相互作用的结果。

【临床表现】

(一)症状

缓慢起病，病程长，反复急性发作而病情加重。主要症状为咳嗽、咳痰，或伴有喘息。急性加重指咳嗽、咳痰、喘息等症状突然加重。急性加重的主要原因是呼吸道感染，病原体可以是病毒、细菌、支原体和衣原体等。

1.咳嗽、咳痰

一般晨间咳嗽为主，睡眠时有阵咳或排痰。痰为白色黏液和浆液泡沫性，偶可带血。清晨排痰较多，起床后或体位变动可刺激排痰。

2.喘息或气急

喘息明显者常称为喘息性支气管炎，部分可能合伴支气管哮喘。若伴肺气肿时可表现为劳动或活动后气急。

(二)体征

早期多无异常体征。急性发作期可在背部或双肺底听到干、湿啰音，咳嗽后可减少或消失。如合并哮喘可闻及广泛哮鸣音并伴呼气相延长。

【辅助检查】

1.X 线检查

早期可无异常。反复发作引起支气管壁增厚，细支气管或肺泡间质炎症细胞浸润或纤维化，表现为肺纹理增粗、紊乱，呈网状或条索状、斑点状阴影，以双下肺野明显。

2.肺功能检查

早期无异常。如有小气道阻塞时，最大呼气流速-容量曲线在 75%和 50%肺容量时，流量明显降低。

3.血液检查

细菌感染时偶可出现白细胞总数和/或中性粒细胞增高。

4.痰液检查

可培养出致病菌。

【诊断要点】

依据咳嗽、咳痰，或伴有喘息，每年发病持续 3 个月，并连续 2 年或 2 年以上，并排除其他慢性气道疾病，可以明确诊断。

【治疗要点】

1.急性加重期的治疗

以控制感染、镇咳祛痰、解痉平喘治疗为原则。

2.缓解期治疗

(1)戒烟，避免有害气体和其他有害颗粒的吸入。

(2)增强体质，预防感冒，也是防治慢性支气管炎的主要内容之一。

(3)反复呼吸道感染者，可试用免疫调节剂或中医中药，如细菌溶解产物、卡介菌多糖核酸、胸腺肽等，部分患者可见效。

【护理要点】

1.一般护理

室内保持空气流通、新鲜，冬季应有取暖设备，避免病人受凉感冒，加重病情。饮食上给予高蛋白、高热量、高维生素、易消化的食物，若食欲欠佳，可给予半流或流质饮食，注意食物的色香味，并鼓励病人多饮水，每日至少饮 3000ml。

2.症状护理

(1)咳嗽、咳痰：仔细观察咳嗽的性质，出现的时间和节律；观察痰液的性质、颜色、气味和量，并正确留取痰标本送化验室检测。鼓励病人有效地咳嗽、咳痰。痰不易排出时，可使用超声雾化吸入治疗或根据医嘱服用祛痰药物，以稀释痰液，便于咳出。同时，还可采取体位引流等措施排痰。

(2)喘息或气急：病人主诉喘憋加重，呼吸费力，不能平卧，此时应采取半卧位并给予吸氧，正确调节吸氧流量。

3.用药护理

此类疾病最主要是控制感染，应按照医嘱针对致病菌的类别和药物敏感性合理应用抗生素,严密观察病人的体温及病情变化,耐心倾听病人的主诉。在药物治疗的同时,应注意营养支持,注意痰液的稀释和引流,这是缓解气道阻塞,有效控制感染的必要条件。

4.健康教育

指导病人气候变化时注意衣服的增减,避免受凉。加强身体的耐寒锻炼,耐寒锻炼需从夏季开始,先用手按摩面部,后用冷水浸毛巾拧干后擦头面部,渐及四肢。体质好、耐受力强者,可全身大面积冷水摩擦,持续到9月份,以后继续用冷水摩擦面颈部,最低限度冬季也要用冷水洗鼻部,以提高耐寒能力,预防和减少本病的发作。同时,应避免尘埃和煤烟对呼吸道的刺激,有吸烟嗜好应戒除。

第五节　慢性肺源性心脏病的护理

肺源性心脏病是指肺组织或肺动脉及其分支的病变,引起肺循环阻力增加,因而发生肺动脉高压,导致右心室增大伴或不伴有充血性心力衰竭的一组疾病。按病程的缓急,肺源性心脏病可分为急性和慢性两类。在此仅介绍慢性肺源性心脏病。

慢性肺源性心脏病简称肺心病,由于肺组织、肺血管或胸廓的慢性病变引起肺组织结构和(或)功能异常,产生肺血管阻力增加、肺动脉压力增高,使右心室扩张和(或)肥厚、伴或不伴右心功能衰竭的心脏病,并排除先天性心脏病和左心病变引起者。肺心病在我国是常见病、多发病,病死率在15%左右。患病年龄多在40岁以上,随年龄增长而患病率增高。寒冷地区、高原地区、农村患病率高。急性发作以冬春季多见,常因呼吸道感染而诱发肺、心功能不全。

【病因与发病机制】

(一)病因

1.支气管-肺疾病

这是引起肺心病的主要原因,以COPD最多见,占80%～90%,其次为支气管哮喘、支气管扩张、重症肺结核、尘肺等。

2.胸廓运动障碍性疾病

这类疾病有严重的脊椎后、侧凸;脊椎结核以及类风湿性关节炎、胸膜广泛粘连及胸廓形成术后造成的严重胸廓或脊椎畸形;神经肌肉疾患如脊髓灰质炎。

3.肺血管疾病

累及肺动脉的过敏性肉芽肿病,广泛或反复发生的多发性肺小动脉栓塞及肺小动脉炎,以及原因不明的原发性肺动脉高压症。

4.通气驱动失常的疾病

如睡眠呼吸暂停综合征等。

(二)发病机制

肺的功能和结构的改变致肺动脉高压(PAH)是慢性肺心病的一个重要的病理生理阶段。肺动脉高压早期,如果能及时去除病因,或适当地进行对症治疗,有可能逆转病变或阻断病变的进一步发展。

1.呼吸功能改变

上述病因中引起肺阻塞性或限制性通气功能障碍,使肺活量、残气量和肺总量降低,进一步发展则通气/血流比例失调而出现换气功能失常,最终导致低氧血症和高碳酸血症。

2.血流动力学改变

主要改变在肺动脉和右心,表现为肺动脉高压和右室收缩压升高。肺动脉高压形成有以下 3 方面的因素。

(1)功能性因素:机体缺氧、高碳酸血症及呼吸性酸中毒,使肺小动脉收缩、痉挛引起肺动脉高压,其中缺氧是肺动脉高压形成最重要的因素。原因在于:①缺氧时收缩血管的活性物质如前列腺素、白三烯等明显增多,致使肺小动脉、肺血管阻力增加,产生肺动脉高压;②缺氧使肺血管平滑肌细胞膜对 Ca^{2+} 的通透性增高,使 Ca^{2+} 内流增加,肌肉兴奋.收缩偶联效应增强,引起肺血管收缩;③缺氧和高碳酸血症可刺激颈动脉窦和主动脉体化学感受器,反射性兴奋交感神经,使儿茶酚胺分泌增加,收缩肺小动脉。

(2)解剖性因素:肺血管解剖结构的变化,形成肺循环血流动力学障碍。主要原因有:①肺血管炎症:反复发作的慢性阻塞性肺疾病和支气管周围炎可引起邻近小动脉炎症,导致血管壁肥厚、管腔狭窄或纤维化,甚至闭塞,使肺血管阻力增加,产生肺动脉高压。②肺血管受压:肺气肿使肺泡内压增高,肺泡毛细血管受压,造成毛细血管管腔狭窄或闭塞。③肺血管损毁:肺泡壁破坏,造成毛细血管网损毁,肺泡毛细血管网减损超过 70%时肺循环阻力增大。④肺血管重塑:慢性缺氧使血管收缩,管壁张力增高可直接刺激血管平滑肌细胞增生,使动脉管腔肥厚狭窄。

(3)血容量增多和血液黏稠度增加:缺氧使肾小动脉收缩,肾血流量减少,肾小球滤过率下降,引起水、钠潴留,继发醛固酮增多,加重水钠潴留,最终循环血容量增多;慢性缺氧产生继发性红细胞增多,血液黏稠度增加,血流阻力随之增高。血容量增多和血液黏稠度增加,使肺动脉压升高。

3.心脏负荷增加和心功能损害

长期肺循环阻力增高,右心负荷加重,发生右心室代偿性肥厚。随着病情发展,肺动脉压进一步增高,超过右心室的负荷时,右心功能失代偿而致右心衰竭。缺氧、高碳酸血症、酸中毒、肺部感染等因素不仅可引起右心功能损害,也可累及左心,致左心功能不全。

4.多脏器损害

缺氧和高碳酸血症还可导致重要器官如脑、肝肾、胃肠及内分泌系统、血液系统的病理改变,最终导致多器官功能的衰竭。

【临床表现】

本病病程进展缓慢,可分为代偿期和失代偿期,但两阶段界限并不十分清楚。

(一)肺、心功能代偿期

1.症状

主要是原发病的表现。患者有慢性咳嗽、咳痰或哮喘病史,逐步出现乏力、呼吸困难、活动耐力下降。

2.体征

可有不同程度的发绀和肺气肿征。听诊呼吸音低，偶有干、湿啰音，心音遥远，有时只能在剑突下听到。肺动脉瓣区第二心音亢进，三尖瓣区收缩期杂音，剑突下有明显心尖搏动提示PAH和右心受累。部分病人因肺气肿使胸腔内压升高，阻碍腔静脉回流，可有颈静脉充盈。

（二）肺、心功能失代偿期

肺组织损害严重引起缺氧、二氧化碳潴留，可导致呼吸和（或）心力衰竭。

1.呼吸衰竭

多见于急性呼吸道感染之后。缺氧早期主要表现为发绀、心悸、胸闷等。病情进一步发展时发生低氧血症，可出现各种精神神经障碍症状，称为肺性脑病。

2.心力衰竭

以右心衰竭为主，可并发各种心律失常。

（三）并发症

常可并发肺性脑病、酸碱失衡及电解质紊乱、心律失常、休克、消化道出血、弥散性血管内凝血（DIC）等，其中肺性脑病是肺心病死亡的首要原因。

【辅助检查】

1.X线检查

可作为诊断慢性肺心病的主要依据。除肺、胸基础疾病及急性肺部感染征象外，尚有PAH征，如右下肺动脉干增宽，其横径≥15mm；右下肺动脉干横径与气管横径之比≥1.07；肺动脉段明显突出或其高度≥3mm；中央A扩张，外周血管纤细，“残根”征；右心室增大等。

2.心电图

右心肥大的改变，如肺性P波、电轴右偏，可作为诊断慢性肺心病的参考条件。

3.超声心动图

常表现为右心房和右心室增大。通过测定右室内径≥20mm，右室流出道内径≥30mm，右心室前壁厚度≥5mm，左右室内径比值＜2mm等指标可诊断慢性肺心病。

4.血液检查

红细胞及血红蛋白可升高；全血黏度、血浆黏度增加；合并感染时白细胞计数增高、中性粒细胞增加。其他如心力衰竭时肾、肝功能改变，呼吸衰竭不同阶段的电解质紊乱。呼吸衰竭时血气分析值 PaO_2＜60mmHg、$PaCO_2$＞50mmHg。

【诊断要点】

凡有慢性广泛性肺、胸疾病的病人，一旦发现有肺动脉高压、右心室增大而同时排除原发性心脏疾病引起右心室增大可能，即可诊断为本病。肺动脉高压、右心室增大是早期诊断肺心病的关键。

【治疗要点】

肺心病是原发于重症胸、肺基础疾病的晚期并发症，其中80%以上是由COPD等发展而来，故积极防治这类疾病是避免肺心病发生的根本措施。对已发生肺心病的患者，应针对缓解期和急性加重期分别予以干预。

（一）缓解期治疗

缓解期治疗是防止肺心病发展的关键。原则上采用中西结合的综合治疗措施，增强免疫功能、祛除诱发因素、减少或避免急性加重期的发生，使肺心功能得到部分或全部恢复。

（二）急性加重期治疗

1.控制呼吸道感染

呼吸道感染是发生呼吸衰竭和心力衰竭的常见诱因，要积极控制。根据痰培养及药敏，选择有效抗生素。一般主张联合用药，常用的抗菌药有青霉素类、氨基糖甙类、喹诺酮类、头孢菌素类等。

2.畅通呼吸道，纠正缺 O_2 和 CO_2 潴留

采取综合措施，包括稀释痰液，促进排痰；使用支气管舒张剂解除气道痉挛；给予持续低流量、低浓度氧疗。必要时气管插管或气管切开建立人工气道，维持呼吸。

3.控制心力衰竭

轻度心力衰竭病人在给氧、积极控制感染、改善呼吸功能后症状一般能得以改善。但对治疗无效的病人可选用利尿剂、强心剂及血管扩张剂。

4.控制心律失常

心律失常经过控制感染、纠正缺氧后一般可自行消失。如果持续存在可根据心律失常的类型选用药物，但应注意避免普萘洛尔等β受体阻滞剂，以免引起支气管痉挛。

5.抗凝治疗

应用普通肝素或低分子肝素防止肺微小动脉原位血栓形成。

【主要护理诊断/问题】

1.气体交换受损

与通气/血流比例失调有关。

2.清理呼吸道无效

与呼吸道感染，痰液黏稠过多有关。

3.活动无耐力

与缺氧、心功能减退有关。

4.体液过多

与右心衰致水钠潴留有关。

5.有皮肤完整性受损的危险

与皮肤水肿、长期卧床有关。

6.潜在并发症

肺性脑病。

【护理措施】

1.急性加重期的护理

（1）休息与活动：绝对卧床休息。呼吸困难者取半卧位；水肿者下肢适当抬高，以促进静脉回流，减轻水肿；对烦躁不安或昏迷者，可使用床栏或约束肢体加以安全保护，必要时专人护理。协助病人定时翻身，更换卧姿。指导患者在床上进行缓慢、重复的肌肉松弛运动，如上下

肢的循环运动,腓肠肌的收缩与放松。水肿明显、需长期卧床者应加强皮肤护理,防止压疮发生。病情允许时可动员病人下床适当活动,保证患者活动安全。保持环境安静整洁,空气新鲜,室内温湿度适宜。限制探视,减少交叉感染。

(2)保持呼吸道通畅:神志清楚患者鼓励其深呼吸和有效咳嗽。神志不清者观察喉中痰鸣情况,必要时予以机械吸痰。

(3)氧疗:根据缺氧和 CO_2 潴留的程度不同,合理给氧。一般予以持续、低流量、低浓度吸氧,氧流量1～2L/min,氧浓度 25%～29%。注意监测氧疗效果,若患者在用氧过程中出现烦躁不安或嗜睡、面色潮红、多汗,应警惕患者低氧血症纠正过快而致低氧对外周化学感受器的刺激解除,反导致呼吸受抑,体内 CO_2 无法排出。此时应及时调低氧浓度,并畅通呼吸道,促进 CO_2 排出。

(4)用药护理:

1)利尿剂:护士应严格遵医嘱采用小量、间歇、短疗程给药方式,一般以呋塞米与螺内酯交替使用为妥。注意观察并记录患者的体重、尿量、电解质及咳痰情况。中草药复方五加皮汤、车前草、金钱草等均有一定的利尿作用。防止利尿过度致低钾、低氯性碱中毒而加重缺氧,痰液黏稠不易咳出,加重呼吸衰竭。过度脱水还可使血液浓缩,增加循环阻力,引发 DIC。

2)强心剂:慢性肺心病患者因缺氧和感染,肝肾功能差,对洋地黄类药物耐受性低,易发生毒性反应,出现心律失常。洋地黄用量宜小,一般为常规剂量的 1/2 或 2/3,常用作用快、排泄快的强心剂,如毒毛花苷 K、毛花甘丙或地高辛等。用药前注意纠正缺氧,防治低钾血症,用药后注意观察疗效和毒性反应。缺氧和感染均可使心率增快,在衡量洋地黄药物的疗效时,不宜仅以心率为疗效指征,应结合患者缺氧改善和活动耐力增加综合判断。

3)血管扩张剂:对部分顽固性心衰病人有作用,但可降低体循环血压,反射性引起心率增快、血氧分压降低、CO_2 升高等不良反应,应注意观察。

4)重症患者在烦躁不安时避免使用镇静剂、麻醉药、催眠药,以免抑制呼吸功能和咳嗽反射。

5)长期应用广谱抗生素时注意观察可能继发的真菌感染。

(5)饮食护理:予以高热量、高蛋白、高维生素的清淡饮食。少量多餐,减少用餐时的疲劳。餐前餐后及时漱口,保持口腔清洁,促进食欲。避免含糖高、易产气的食物,以免痰黏难咳和腹胀加重呼吸困难。适量补充含纤维素的食物,防止便秘加重心脏负担。禁烟酒。若患者有明显水肿、少尿应限制水钠摄入,钠盐＜3g/d,水＜1500ml/d。但限水后应注意患者咳痰情况,遵医嘱及时给予祛痰药。

(6)病情观察:观察患者的生命体征、口唇及甲床部位的颜色,注意呼吸的频率、节律、幅度及有无发绀。及时发现肺性脑病的征兆,如失眠、兴奋甚至躁狂;或表情淡漠,神志恍惚、嗜睡等。注意右心衰表现,观察有无体重快速增加、颈静脉怒张、肝大、恶心呕吐,下肢或尾骶部浮肿情况。观察皮肤黏膜的完整性,注意有无压疮和口腔真菌感染。

(7)心理护理:由于本病是一种慢性病,易反复发作并加重,给患者造成很大的精神压力和经济负担。急性加重期因频繁咳嗽、咳脓痰、喘息,患者会担心照顾者厌恶。护士要理解和关心患者,积极减轻其心理焦虑和压力,促进病人有效应对。

2.缓解期护理

以健康教育为主,促进病人自我护理。

(1)改善环境,避免诱因。劝告患者戒烟,避免烟雾、粉尘和刺激性气体对呼吸道的影响。注意保暖,避免受凉感冒而诱发慢性支气管炎。

(2)合理选择食谱,加强营养,摄食低盐易消化饮食,注意口腔卫生。

(3)避免劳累,保证充足的睡眠。根据肺、心功能状况进行适当的体育锻炼,如散步、太极拳等。经常以冷水洗面或擦身进行耐寒锻炼,以提高机体的抵抗力。

(4)坚持有效咳嗽、缩唇呼吸及腹式呼吸锻炼,以保持呼吸道通畅,提高呼吸肌耐力。

(5)指导患者采取正确的姿势,以利于气体交换和节省体力。如站立时,可背靠墙,使膈肌和胸廓松弛,全身放松;坐位时凳高合适,保证两足能平放在地,身体稍向前倾,两手放在双腿上或趴在小桌上,桌上放软枕,使胸椎与腰椎尽可能在一条直线上;卧位时抬高床头,床尾亦稍抬高,使下肢关节轻度屈曲。

(6)自我监测病情,定期门诊复查。如患者感到胸闷、心悸加重、咳嗽频繁剧烈、咳痰不畅,或体重增加、尿少、水肿,或家属发现患者神志淡漠、嗜睡或兴奋躁动、口唇发绀加重等,均提示病情加重或变化,应立即就诊。

第二章 消化系统疾病护理

第一节 上消化道出血的护理

【概述】

消化道出血是临床常见的症状。消化道是指从食管到肛门的管道,包括胃、十二指肠、空肠、回肠、盲肠、结肠及直肠。上消化道出血是指屈氏韧带以上的食管、胃、十二指肠、上段空肠,以及胰管和胆管的出血,胃-空肠吻合术后的空肠上段病变部位的出血亦属此范围。其致病原因如下。

1.炎症因素

近年来急性胃黏膜病变引起的出血较前上升,消化性溃疡是上消化道出血最常见的原因。

2.机械性因素

包括:①憩室,其中以十二指肠憩室继发感染而致黏膜糜烂出血为多见;②食管裂孔疝;③食管贲门黏膜撕裂。

3.血管因素

①食管、胃底静脉曲张破裂出血;②其他,如动脉硬化、过敏性紫癜、血管瘤等也可以引起出血。

4.肿瘤因素

以腺癌、淋巴瘤最为常见。

5.全身性疾病

急性感染性疾病、血液系统疾病(白血病、再生障碍性贫血、血友病等)、尿毒症、结缔组织病等。

6.上消化道邻近器官的病变

主动脉-十二指肠瘘、胆道出血、出血坏死性胰腺炎、胰腺肿瘤等。

【临床表现】

上消化道出血的临床表现取决于出血病变的性质、部位、失血量与速度,与患者的年龄、心肾功能等全身情况也有关,在老年人可分为慢性隐匿性出血和急性大量出血。前者常无明显胃肠病史和症状,早期易被忽视,可表现为由失血引起其他脏器的损伤的征象,如心绞痛或脑血管功能不全,也有以缺铁性贫血为主要表现者。部分病例出血前可无先兆,因此,病死率高。

1.呕血、黑粪

是上消化道出血特征性的临床表现。上消化道急性大量出血,多数表现为呕血。如出血后血液在胃内潴留,经胃酸的作用,酸性血红蛋白呈咖啡色;出血速度快而出血量多,呕血的颜色呈鲜红色。小量出血则表现为粪便隐血试验阳性。黑粪或柏油便是血红蛋白的铁经肠内硫化物作用形成硫化亚铁所致。

2.失血性周围循环衰竭

上消化道出血失血量过大,出血速度过快,出血不止可致急性周围循环衰竭。临床上可出现头晕、乏力、心悸、恶心、口渴、出冷汗、黑朦或晕厥;皮肤灰白、湿冷;按压甲床后呈现苍白、心率下降,甚至休克,同时进一步可出现精神萎靡、烦躁不安,甚至反应迟钝、意识模糊。老年人器官储备功能低下,加之老年人常有慢性疾病,即便出血量不大,也可引起多器官功能衰竭,增加死亡率。

3.贫血

慢性上消化道出血可能仅在常规体检中发现有原因不明的缺铁性贫血。较严重的患者可能出现贫血相关临床表现。如疲乏困倦、软弱无力、活动后气促心悸、头晕眼花以及皮肤黏膜、甲床苍白等。急性大出血后,因生理调节,血红蛋白、红细胞和血细胞比容的数值可无变化。平均出血后32h,血红蛋白可稀释到最大限度。

4.氮质血症

可分为肠源性、肾性和肾前性氮质血症三种。肠源性是由于大量血液蛋白的分解产物在肠道被吸收,以致血中氮质增高。肾前性是由于失血性周围循环衰竭造成肾血流减少,肾小球滤过率和肾排泄功能降低,以致氮质潴留。在纠正低血压、休克后,血中尿素氮可迅速降至正常。肾性是由于严重而持久的休克造成肾小管坏死(急性肾衰竭),或失血加重了原有肾病的肾脏损害,临床上可出现尿少或无尿。

5.发热

大量出血后,少数患者在24h内常出现低热,持续数日至1周。发热原因可能由于血容量减少、贫血、周围循环衰竭、血分解蛋白的吸收等因素导致体温调节中枢的功能障碍,应注意有无并发肺炎。

6.并发症

(1)休克:由于大量失血使循环血量迅速减少而导致周围循环衰竭,其程度轻重与出血量的大小和失血速度快慢有关。

(2)氮质血症:上消化道大量出血后,由于大量血液蛋白质的消化产物在肠道吸收,引起血中尿素氮升高,同时出血导致的周围循环衰竭而使肾血流量与肾小球滤过率下降,影响肾脏的排泄功能,是尿素氮升高的另一个原因。一般于一次出血后数小时血尿素氮开始升高,24～48h可达高峰,3～4d降至正常。

(3)贫血:在出血早期,血红蛋白、红细胞计数及血细胞比容等没有变化,出血后24～72h,组织液渗入血管内,稀释血液,出现贫血。贫血程度除和出血量有关外,还与出血前有无贫血、出血后体液平衡状况有关。

7.辅助检查

(1)胃镜检查:为上消化道出血定位、定性诊断的首选方法,其准确率达80%～94%。一般主张在出血后24～48h进行,称急诊胃镜。急诊胃镜最好在生命体征平稳后进行。

(2)X线钡剂检查:仅适用于出血已停止和病情稳定的患者,其对急性消化道出血病因诊断的阳性率不高。

(3)放射性核素显像：可发现(0.05～0.12ml/min)活动性出血部位，对 Merkel 憩室合并出血有较大诊断价值。

(4)血管造影：选择性血管造影对急性、慢性或复发性消化道出血的诊断及治疗具有重要作用。

【治疗原则】

保持呼吸道通畅。活动性出血期间应禁食、水，根据病人病情采用输血、输液方法积极补充血容量，改善周围循环、抗休克，防止微循环障碍引起脏器功能障碍。防治代谢性酸中毒是抢救失血性休克的关键。以输入新鲜全血最佳，在配血同时可先用右旋糖酐或其他血浆代制品 500～1000ml 静脉滴注。有酸中毒时可用碳酸氢钠静脉滴注。应用抑制胃酸分泌、生长抑素、血管加压素等药物和内镜下直视止血、介入放射、外科手术等方式积极止血。双囊三腔管压迫止血：是一种有效地，但仅是暂时性控制出血的非手术治疗方法，可为进一步抢救、治疗赢得时间。

【护理评估】

了解患者的意识是否清楚，有无烦躁、表情淡漠、皮肤湿冷、心率增快、血压下降、出血过程、腹部症状、呕血量、便血量、黑粪等情况，全面评估患者的周围循环状态以判断出血的严重程度。根据患者的红细胞计数、血红蛋白及血细胞的比容测定，也可估计失血程度。

1.出血严重程度的估计和周围循环状态的判断

每日出血量＞5ml 以上，粪隐血试验可呈阳性反应；每日出血量＞50～100ml，可出现黑粪；胃内积血量在＞250～300ml，可引起呕血；一次出血量＜400ml 时，一般无全身症状。出血量＞500ml，失血又较快时，患者可出现头晕、乏力、心动过速和血压过低等表现。严重性出血指 3h 内需输血 1500ml 才能纠正其休克。持续性出血指在 24h 之内的 2 次胃镜所见均为活动性出血。

2.出血是否停止的判断

有下列临床表现，应认为有继续出血或再出血，须及时处理：①反复呕血，甚至转为鲜红色；黑粪次数增多，呈暗红色，伴有肠鸣音亢进。②在 24h 内周围循环衰竭的表现经积极补液输血后未见明显改善。③红细胞计数、血红蛋白测定及血细胞比容持续下降，网织红细胞计数持续增高。④补液与尿量足够的情况下，血尿素氮持续或再次增高。

【护理要点及措施】

1.病情观察

严密观察患者神志、面色、末梢循环、脉搏、血压、呼吸、体温、尿量的变化，在大出血时，每 15～30min 测量生命体征 1 次。患者如有头晕、心悸、出冷汗等休克表现，及时报告医师，对症处理并做好记录。

2.出入量护理

准确记录每日出入量.除输入液体总量及尿量外还包括患者的呕吐物、胃液和大便的颜色、性状和量。如有活动性出血表现，及时报告医师，对症处理并做好记录。

3.按时卧床休息

注意保暖，直至出血停止。但患者停-止出血后不宜单独如厕，以防患者排便时或便后起立晕厥跌倒，并向患者与家属做好解释工作。

4.呼吸道护理

保持呼吸道通畅，低流量吸氧。大出血时患者取平卧位并将下肢略抬高，呕吐时头偏向一侧，避免呕血时血液误吸引起窒息，必要时使用负压吸引器，清除气道内的分泌物、血液或呕吐物。

5.保持有效静脉通道(两条以上静脉通道)

尽量用20号以上的套管针，遵医嘱应用止血药物和静脉补充血容量，同时进行交叉配血。

6.急救准备

准备好各种抢救药物及器材，如血浆代替品、止血药物、双囊三腔管、吸引器等。

7.胃管(三腔两囊管)的护理

准确记录胃液引流量、性状，预防并发症的发生。如有活动性出血及时报告医师处理。气囊压迫止血效果肯定，但病人痛苦大、并发症多(吸入性肺炎、呼吸道阻塞、窒息、食管炎、食管黏膜坏死、心律失常)，不能长期压迫，只能作为暂时止血用，以赢得时间去准备更有效地治疗措施。

8.心理护理

尽量使患者保持安静，注意操作中安慰患者，避免各种刺激引起患者的精神紧张。出血的患者情绪十分紧张与恐惧，护士应关心、体贴、安慰患者，使其消除紧张与恐惧心理，安静休息，配合治疗和护理。

9.饮食护理

患者急性出血期间应禁食，停止出血24h可遵医嘱给予营养丰富、易消化、无刺激性半流食、软食。注意少量多餐、温度不宜过热，逐步过渡到正常饮食。勿进食粗糙过硬的食物，防止因进食不当损伤血管造成再次出血。

10.口腔护理

出血期间禁食，需清洁口腔。呕血时应随时做好口腔护理，保持口腔清洁无味。

11.皮肤护理

大便次数频繁，每次便后应擦净，保持臀部清洁，干燥，以防发生湿疹和压疮。

12.出血性休克的护理

(1)病情监测：①生命体征，有无心率增快、脉搏细速、血压下降、脉压变小等。②精神和意识状态，有无表情淡漠、烦躁不安、神志模糊等。③皮肤、黏膜，有无湿冷。④出入量，呕血量、便血量、尿量、输入液体总量。⑤实验室检查，红细胞计数、血红蛋白测定及血细胞比容是否继续下降。

(2)出血性休克的抢救配合：立即通知医生，并备好物品，积极配合抢救。①体位：大出血时使患者保持平卧位并将下肢略抬高，呕吐时头偏向一侧，避免呕血时血液误吸引起窒息。②补充血容量：迅速建立静脉通道(两条以上静脉通道)，尽量用20号以上的套管针，遵医嘱应用止血药物和静脉输入右旋糖酐或平衡液、生理盐水以维持有效血容量，同时进行交叉配血。输血时应避免过急、过多，增加门脉压力，激发再出血。老年病人应根据中心静脉压调整输液速度和量，防止因输液过多而引起肺水肿。③用药护理：遵医嘱输入制酸药(奥美拉唑、兰索拉唑)、注射用巴曲酶(血凝酶)、生长抑素、血管升压素等。根据病情选用凝血酶粉/去甲肾上腺素 8mg 加入生理盐水 100ml,分次从胃管灌注或口服,以使胃肠黏膜出血的小动脉收缩,并减少胃液分泌。④三腔两囊管(胃管)护理:进入胃腔后先抽出胃内积血,并准确记录胃液引流量、性状,然后注气入胃囊(压力为 50～70mmHg),向外加压牵引,用以压迫胃底。遵医嘱由胃管腔(胃管)注入药物或洗胃。依病人病情需要,遵医嘱注气入食道囊(压力为 35～45mmHg)。

【健康教育】

(1)指导患者按医嘱正确服药,学会观察药效及不良反应,不随便停药,慎用或勿用可导致或加重溃疡药物,如阿司匹林、泼尼松等。

(2)向患者及家属介绍上消化道出血的有关病因,指导患者避免诱发因素。保持良好的心理状态和乐观主义精神,正确对待疾病,合理安排作息时间,积极配合治疗。

(3)指导患者注意饮食卫生和营养,养成有规律的饮食习惯;避免过冷、过热、辛辣等刺激性食物及浓茶、咖啡等对胃有刺激的食物。嗜酒者应戒酒,防止乙醇损伤胃黏膜。

(4)指导患者进行适当的体育锻炼以增强体质。

第二节　反流性食管炎的护理

【概述】

由胃和十二指肠内容物,主要是酸性胃液或酸性胃液加胆汁反流至食管,引起食管黏膜的炎症、糜烂、溃疡和纤维化等病变。其中胃食管反流病(GERD)常并发反流性食管炎(RE)。

反流性食管炎是由于胃食管反流引起的食管黏膜损伤,其发病机制主要为:食管抗反流防御机制减弱,包括反流屏障、食管对反流物的清除及黏膜对反流物攻击的抵抗力;反流物对食管黏膜的攻击作用增强。社会心理因素也可以通过精神内分泌途径影响食管和胃的动力。老年患者食管黏膜逐渐萎缩、食管的蠕动功能下降、食管下括约肌松弛、导致食管结构和功能改变使反流性食管炎的发病率增加。老年人户外活动减少,体重增加。食物中脂肪含量增多,使胃排空时间延长,饮酒、吸烟均可增加反流机会。老年人心血管病发生率较高,服用一些刺激消化道黏膜及影响食管胃动力药物的机会较多,糖尿病患者常伴有胃肠动力障碍,易引起排空延迟;随着年龄的增长,老年人外分泌腺逐渐萎缩,唾液量、重碳酸分泌量减少,中和酸、强化黏膜屏障的能力下降;此外,老年人脊柱后弯及便秘较常见,诸多因素都可能促进老年人反流性食管炎的发生发展。

【临床表现】

典型症状,有胃灼热、反酸、胸痛、腹胀;非典型症状为胸痛、上腹部疼痛和恶心;消化道外症状包括口腔、咽喉部、肺及其他部位(如脑、心)的一些症状,如反流性咳嗽综合征、反流性喉炎综合征、反流性哮喘综合征和反流性蛀牙综合征。

1.胃灼热

50%以上的患者有此症状,多出现于饭后 1～2h。某些体位也可引发胃灼热感觉,如仰卧、侧卧(特别是右侧卧位)、向前屈身弯腰、做剧烈运动、腹压增高(举重、用力排便)等。

2.胸痛

位于胸骨后、剑突下或上腹部,常向胸、腹、肩、颈、下颌、耳和上肢放射,也可向左臂放射。

3.吞咽困难

初期可因食管炎引起的食管痉挛而出现间歇性吞咽困难,后期则可因瘢痕形成而出现食管狭窄,此时胃灼热感可逐步减轻,但吞咽困难呈进行性加重,严重者可日渐消瘦。

4.反胃

大多数患者有此症状。进食、用力或体位改变,特别是卧位或弯腰时更易发生。

5.并发症

食管狭窄出血、溃疡;穿孔;Barrett 食管:癌变率高,老年患者的食管炎常更严重,并发 Barrett 食管、癌的发病率随年龄增加而增高;Delahunty 综合征;胃食管反流还是支气管哮喘发病的重要原因之一;出血及贫血。

6.辅助检查

(1)胸骨后烧灼感或烧灼痛可通过食管腔内 pH 测定、食管腔内测压以及食管闪烁显像以确定有无 GERD,应用食管滴酸试验则可确定症状是否由 GERD 所致,必要时可做食管内镜及活组织检查以明确诊断。

(2)钡剂检查:可发现下段食管黏膜皱襞增粗、不光滑、可见龛影、狭窄、蠕动减弱。头低位时可能显示胃内钡剂向食管反流,部分患者有食管裂孔疝表现。

(3)内镜检查:可显示不同程度的反流性食管炎,明确食管良、恶性病变及 Barrett 食管。

【治疗原则】

缓解或消除胃食管反流的症状;预防和治疗重要的并发症;重视治疗原发病,预防 GERD 复发。

(1)轻度食管炎者,可服用抗酸药或硫糖铝,此外还可用枸橼酸铋钾或盖胃平。

(2)对中度食管炎,可选用 H_2 受体拮抗药,如西咪替丁 400mg,12 小时 1 次,或法莫替丁 20mg,每 12 小时 1 次;或用促动力药,如多潘立酮(吗丁啉)10mg,3/d,西沙必利 5mg,3/d;饭前 30min 服用。

(3)对重度的可加大剂量或次数,或改用质子泵抑制药如奥美拉唑 20mg,每日 1 次或每 12 小时 1 次,饭前 30min 服用。目前有五种 PPIs(奥美拉唑、兰索拉唑、雷贝拉唑、泮托拉唑和埃索美拉唑),所有这些药物在处方剂量都可以控制 GERD 症状和促进食管炎愈合。

(4)促进食管胃排空药和制酸药联合应用有协同作用,能促进食管炎的愈合,亦可用多巴胺拮抗药或西沙必利、质子泵抑制药或 H_2 受体拮抗药联合应用。

(5)扩张治疗:有严重食管狭窄时,可考虑进行内镜扩张治疗。

(6)手术治疗。

【护理评估】

了解患者有无焦虑、抑郁等不良情绪,有无生命体征异常。患者胃灼热、反酸、胸痛、吞咽困难及困难程度,有无服用 NSAIDs 或抗胆碱能药物等。是否有饮咖啡的习惯。有无上腹部疼痛和恶心反胃、咳嗽、哮喘等;有无出现食管狭窄、出血、穿孔、溃疡、气管炎、吸入性肺炎等并发症的发生。有无进食困难、体重下降、营养不良。

【护理要点及措施】

1.作息护理

抬高床头，半卧位休息，保持病房整洁，定时通风。

2.饮食护理

常规给予低脂肪饮食，出现吞咽困难给予半流质或流质饮食，必要时禁食。

3.病情观察

观察剑突后烧灼感出现的时间、规律、放射部位、疼痛程度、反流物颜色和性质。

4.胃灼热、反酸的护理

①指导肥胖患者减肥。②指导患者戒烟、酒、咖啡、巧克力。③睡眠时，可将头侧床脚垫高15～20cm，这对减轻平卧反流是行之有效地办法。要改变不良睡姿，如将两上臂上举或枕于头下，这样可引起膈肌抬高，胃内压力增加，从而使胃液反流而上。④要避免过度弯腰、快速行走等。⑤穿着宽松舒适衣物。⑥加强口腔护理，反流后及时漱口，防止口腔溃疡发生。

5.吞咽困难护理

(1)观察吞咽困难是否进行性加重等，如同时发现患者有食物反流、食物由鼻孔流出、呕血及呛咳等伴随症状，应通知医师并嘱其取侧卧位，以防反流物吸入呼吸道，发生肺部感染或窒息。

(2)轻度吞咽困难患者可适当活动。重度因不能进食而致失水、营养不良、酸碱失衡等全身不适的患者应卧床休息，并给予生活照顾。

(3)饮食护理：根据吞咽困难的程度选择饮食，轻者给无渣软饭；中度者给流质饮食，采取少量多餐供给；重度者应禁食，提供肠外高能量营养如优质蛋白、碳水化合物、多种维生素、微量元素等。禁食刺激性强的食物，如辣椒、咖啡等，忌烟、酒。

6.用药护理

(1)制酸药：常用的药物有奥美拉唑、兰索拉唑、法莫替丁、复方氢氧化铝、氧化镁、雷尼替丁等，饭前半小时服用。

(2)胃动力药：常用的药物有多潘立酮、西沙比利、枸橼酸莫沙比利，饭前半小时服用。

(3)黏膜保护药：嚼碎服用可缓解症状。

(4)忌服有降低食管括约肌肌力、促进食物反流作用的药物，如茶碱、异丙肾上腺素、多巴胺、安定和钙通道阻滞药如硝苯地平、维拉帕米等。

7.居家护理

注意生活规律，要起居有常。保持良好心态，避免情绪紧张、激动。适当参加家务劳动，但要注意劳逸结合，避免劳累过度。

8.心理护理

由于该病反复发作，且老年患者常合并其他疾病如呼吸道、心血管疾病等，常导致患者营养不良，抵抗力下降、情绪低落、烦躁、对治疗丧失信心。根据患者的社会背景、个性、对疾病的认知程度，对每个患者提供个体化心理支持，并给予心理疏导和安慰，以增强战胜疾病的信心。

【健康教育】

(1)在患者出院前,为患者讲解继续治疗与预防复发的注意事项,将有关资料交给患者或家属,告知患者定期复查。

(2)指导患者少量多餐,避免过饱;宜清淡,应少饮含气或酸性饮料和刺激性饮品,如橘汁、柠檬汁、汽水、浓茶、咖啡等;少食甜品和高脂饮食,如巧克力、肥肉、煎鸡蛋等;禁吸烟、饮烈酒。

(3)告知病人适当锻炼身体,肥胖者适当减肥,以增强体质。

(4)指导患者遵医嘱按时服药,向患者详细讲解所用药物的作用、有效剂量、维持量、使用方法、治疗特点及药物不良反应等,提高患者的用药依从性,避免和减少由于患者对药理机制及作用认识不足而导致的不遵医嘱服药和随意要求医生停药的现象。

(5)应根据患者的文化程度、接受能力和知识需求,对疾病相关知识选择不同的教育内容。

第三节　胃食管反流病的护理

胃食管反流病是指胃十二指肠内容物反流入食管引起烧心等症状,可引起反流性食管炎,以及咽喉、气道等食管 7%的组织损害。胃食管反流病在西方国家十分常见,人群中 7%~15%有胃食管反流症状,发病随年龄增加而增加,40~60 岁为高峰发病年龄,男女发病无差异,但反流性食管炎中,男性多于女性(2∶1~3∶1)。胃食管反流病在北京、上海两地的患病率为 5.77%,反流性食管炎为 1.92%,低于西方国家,病情亦较轻。

【临床表现】

1.反流症状为主

反酸、反食、反胃、嗳气等,多在餐后明显或加重,平卧或躯体前屈时易出现。

2.反流物刺激食管引起的症状

烧心、胸痛、吞咽困难等。烧心是指胸骨后或剑突下烧灼感,常由胸骨下段向上伸延,常在餐后 1h 出现,卧位、弯腰或腹压增高时可加重。反流物刺激食管痉挛导致胸痛,疼痛发生在胸骨后或剑突下。部分病人有吞咽困难。

3.食管以外的刺激症状

如咳嗽、哮喘及咽喉炎。

【评估要点】

1.一般情况

评估病人对疾病的认识程度,了解其生活习惯。

2.专科情况

(1)相关病史:有无口腔、咽、喉部慢性炎症,慢性肝、胆、胰疾病手术,胃切除术和急性胃炎的病史。

(2)消化道症状:如疼痛、恶心、呕吐、反酸、嗳气等。

(3)精神感情状况:因病情呈慢性经过症状有时不明显,有时又持续存在,病人出现忧虑烦躁、甚至担心癌变的可能。

3.实验室及其他检查

(1)内镜检查:内镜检查是诊断反流性食管炎最准确的方法,根据内镜下所见食管黏膜的损害程度进行反流行食管炎分级,目前采用洛杉矶分级法:正常,食管黏膜没有破损;A级,1个或1个以上食管黏膜破损,长径小于5mm;B级,1个或1个以上食管黏膜破损,长径大于5mm,但没有融合性病变;C级,黏膜破损有融合,但小于75%的食管周径;D级,黏膜破损有融合,至少达到75%的食管周径。

(2)24h食管pH值监测:目前已被公认为诊断为胃、食管反流病的重要诊断方法。

(3)食管侧压:可测定LES的长度和部位、LES压、LES松弛压、食管体部压力及食管上括约肌压力等。LES静息压为1.3～4.0kPa(10～30mmHg)。

【护理诊断/问题】

1.焦虑

与病情反复有关。

2.知识缺乏

与相关疾病知识缺乏有关。

3.营养失调,低于机体需要量

与吞咽食物困难有关。

【护理措施】

(1)饮食宜富于营养,易消化,少食多餐,吞咽困难者给半流质或流质饮食,避免吃生硬、油腻、辛辣等刺激性食物,节制烟酒,以消除可能的致病因素。必要时禁食。

(2)指导病人合理摄取营养,针对其具体情况进行指导,合理安排每日饮食。

(3)帮助病人熟悉所用药物的药理作用、剂量、用法和可能出现的不良反应。

(4)嘱病人餐后取直立位或半卧位,防止食物反流。

(5)平卧时床头抬高25～30cm。

(6)向病人说明本病经改善括约肌功能可好转或治愈。

(7)餐后或反流后协助病人漱口。

(8)准确记录出入量。

【应急措施】

(1)病人胸痛剧烈时,抬高床头,遵医嘱给予止痛对症治疗。

(2)反流引起哮喘时,稳定情绪,给予平喘治疗。

(3)做好误吸窒息的抢救准备工作。

【健康教育】

(1)指导病人加强饮食卫生,强调规律进食,节制烟酒、浓茶等。

(2)避免肥胖,腰带不宜过紧。

(3)晚间睡前4h禁食。

(4)注意劳逸结合,保持身心健康,加强自我护理,定期复诊。

第四节　胃炎的护理

胃炎是指任何病因引起的胃黏膜炎症，常伴有上皮损伤和细胞再生。胃炎是最常见的消化道疾病之一。按临床发病的缓急和病程的长短，一般分为急性胃炎和慢性胃炎。

一、急性胃炎

急性胃炎是指不同病因引起的急性胃黏膜炎症。内镜检查可见胃黏膜充血、水肿、出血、糜烂等一过性病变。病理组织学特征为胃黏膜固有层见到以中性粒细胞为主的炎症细胞浸润。

急性胃炎主要包括：①急性幽门螺杆菌（Hp）感染引起的急性胃炎，常为一过性的上腹部症状，多不为患者注意。感染幽门螺杆菌后，如不予治疗，幽门螺杆菌感染可长期存在并发展为慢性胃炎。②除幽门螺杆菌之外的病原体感染及（或）其毒素对胃黏膜损害引起的急性胃炎。③急性糜烂出血性胃炎，它是由各种病因引起的、以胃黏膜多发性糜烂为特征的急性胃黏膜病变，常伴有胃黏膜出血，可伴有一过性浅溃疡形成，临床常见，需要积极治疗，是本节讨论的重点。

【病因与发病机制】

引起急性糜烂出血性胃炎的常见病因有：

1.药物

最常见的是非甾体类抗炎药（NSAIDs），如阿司匹林、吲哚美辛等所致。机制可能是通过抑制环氧化酶的作用而抑制胃黏膜生理性前列腺素的产生，削弱其对胃黏膜的保护功能；其他如某些抗肿瘤药、口服氯化钾或铁剂、激素等均可直接损伤胃黏膜。

2.应激

严重创伤、大手术、大面积烧伤、败血症、多器官功能衰竭、中枢神经系统损伤等应激状态可引起急性胃黏膜病变，胃黏膜糜烂、出血，甚至发生急性溃疡并发大量出血。可能机制是应激状态下胃黏膜微循环不能正常运行而造成黏膜缺血、缺氧，由此可导致胃黏膜黏液和碳酸氢盐分泌不足、局部前列腺素合成不足、上皮再生能力减弱等改变，从而使胃黏膜屏障受损和H^+反弥散进入黏膜。

3.乙醇

具亲酯性和溶脂能力，高浓度乙醇可直接破坏胃黏膜屏障。

【临床表现】

由于病因不同，急性胃炎的临床表现不尽一致，轻者可无明显症状。上腹痛、恶心、呕吐和食欲减退是急性胃炎的常见症状。原发病症状严重者，上述表现可为原发病所掩盖而忽视。急性糜烂出血性胃炎患者常以突然发生的呕血和（或）黑便而就诊，出血量大小不一，常呈间歇性发作，可自行停止。

【辅助检查】

1.粪便检查

大便隐血试验可阳性。

2.内镜检查

确诊的必备条件。宜在出血发生后24～48小时内进行,因病变(特别是NSAIDs或乙醇引起者)可在短期内消失,延迟内镜检查可能无法确定出血病因。

【诊断要点】

近期服用NSAIDs等药物、严重疾病状态或大量酗酒者,如出现呕血和(或)黑便应考虑急性糜烂出血性胃炎的可能,但确诊有赖于胃镜检查。

【治疗要点】

主要针对原发病和病因采取防治措施。对处于急性应激状态的上述严重疾病状态的患者,除积极治疗原发病外,应常规给予抑制胃酸分泌药或黏膜保护剂作为预防措施。药物引起者须立即停用该类药物。对已发生上消化道大出血者,按上消化道出血治疗原则采取综合措施进行治疗。常用 H_2 受体拮抗剂、质子泵抑制剂抑制胃酸分泌,硫糖铝和米索前列醇等保护胃黏膜。

【护理要点】

1.心理护理

评估病人对疾病的认识程度;鼓励病人对其治疗、护理计划提问,了解病人对疾病的病因、治疗及护理的认识,帮助病人寻找并及时去除发病因素,控制病情发展。

2.休息与活动

病人应注意休息,减少活动,对急性应激造成者应卧床休息。同时应做好病人的心理疏导,解除其精神紧张,保证身、心两方面得以充分休息。

3.饮食护理

进食应定时、定量,不可暴饮暴食,避免辛辣刺激食物,一般进少渣、温凉半流质饮食。如有少量出血可给牛奶、米汤等流质以中和胃酸,有利于黏膜的修复。急性大出血或呕吐频繁时应禁食。

4.用药护理

指导正确使用阿司匹林、吲哚美辛等对胃黏膜有刺激的药物,必要时应用制酸剂、胃黏膜保护剂预防疾病的发生。

5.健康教育

根据病人的病因、具体情况进行指导,如避免使用对胃黏膜有刺激的药物,必须使用时应同时服用制酸剂。进食有规律,避免过冷、过热、辛辣等刺激性食物及浓茶、咖啡等饮料。嗜酒者应戒除,防止乙醇损伤胃黏膜。注意饮食卫生,生活要有规律,保持轻松愉快的心情。

二、慢性胃炎

慢性胃炎是由各种病因引起的胃黏膜慢性炎症。主要组织病理学特征是炎症、萎缩和肠化生。发病率高,且随年龄增长而增高,占接受胃镜检查的门诊病人中的80%～90%。男性稍多于女性。

【病因与发病机制】

慢性胃炎的病因目前还未完全阐明,认为与下列因素有关:

1.幽门螺杆菌感染

现认为Hp感染是慢性胃炎最主要的病因。Hp在慢性胃炎的检出率高达80%～90%。Hp可以造成黏膜上皮细胞的变性坏死及黏膜的炎症反应。Hp的抗原物质还能引起宿主对于黏膜的自身免疫反应。

2.自身免疫反应

部分慢性胃炎患者血液中能检测到壁细胞抗体(PCA)和内因子抗体(IFA),说明慢性胃炎与自身免疫具有密切关系。这些自身抗体与壁细胞结合后,在补体的参与下,破坏壁细胞,壁细胞数目减少,最终造成胃酸分泌缺乏,维生素B_{12}吸收不良,导致恶性贫血。自身免疫性胃炎还可伴有其他自身免疫病如桥本甲状腺炎、白癜风等。

3.十二指肠液反流

幽门括约肌松弛或胃部手术胃肠吻合后,十二指肠液易发生反流,其中的胆汁和胰酶可以造成胃黏膜的损伤,产生炎症。

4.其他

研究发现慢性胃炎还与遗传、年龄、吸烟、饮酒、环境、饮食习惯等因素有关。如水土中含过多硝酸盐、微量元素比例失调等均可增加慢性胃炎发生的危险性并影响其转归。饮食中高盐和缺乏新鲜蔬菜水果与胃黏膜萎缩、肠化生以及胃癌的发生密切相关。

【临床表现】

目前我国临床上仍将慢性胃炎分为慢性浅表性和慢性萎缩性两类。根据炎症分布部位分为A、B两型。病变常局限于胃窦部,而胃体黏膜基本正常,称为胃窦胃炎,又称B型胃炎;少数病例炎症局限于胃体或胃底,称为胃体胃炎,又称A型胃炎。

慢性胃炎起病隐匿,症状多无特异性。症状的轻重与病变的严重程度无密切关系,而与病变是否处于活动期有关。由幽门螺杆菌引起的慢性胃炎多数患者无症状,有症状者表现为上腹痛、饱胀不适,以餐后明显,有时伴嗳气、反酸、恶心、呕吐。少数患者可有上消化道少量出血的表现。自身免疫性胃炎患者可伴有畏食、贫血、体重减轻等症状。恶性贫血患者尚有舌炎、四肢感觉异常等表现。

慢性胃炎除了上腹可有轻压痛外,一般无明显的腹部体征。

【辅助检查】

1.内镜及胃黏膜活组织检查

二者结合是诊断慢性胃炎的最可靠方法,可通过活检确定胃炎的病理类型,并能检测幽门螺杆菌。按悉尼标准,慢性胃炎的胃镜表现可分类为:充血渗出性胃炎、平坦糜烂性胃炎、隆起糜烂性胃炎、萎缩性胃炎、出血性胃炎、反流性胃炎、皱襞增生性胃炎七种。

浅表性胃炎表现为黏膜充血与水肿混杂出现,镜下呈红白相间,以红为主,表面附着灰白色分泌物,可见局限性出血点和糜烂。萎缩性胃炎黏膜多苍白或灰白色,黏膜变薄,可透见黏膜下血管纹,皱襞细平,常见糜烂出血灶;局部可见颗粒状或结节状上皮增生。

2.幽门螺杆菌检测

对活检标本检测幽门螺杆菌,可采取快速尿素酶检查和胃黏膜涂片、组织切片、培养等,以增加诊断的可靠性。根除幽门螺杆菌治疗后,可在胃镜复查时重复上述检查,亦可采用非侵入性检查，如^{13}C或^{14}C尿素呼气试验。

3.血清学检查

自身免疫性胃炎血清促胃泌素水平常明显升高，血清中可测得PCA和IFA。多灶萎缩性胃炎时，血清促胃泌素水平正常或偏低。

【诊断要点】

慢性胃炎无特异性临床表现，确诊依赖于胃镜和黏膜活检。Hp检查、免疫学检查有助于病因学分析。消化性溃疡、胃癌、胃肠神经官能症、慢性胆囊炎都可以表现为上腹不适，胃镜和胆囊B超可以鉴别。

【治疗要点】

1.抗菌治疗

绝大多数慢性活动性胃炎患者胃黏膜中可检出幽门螺杆菌，而根除幽门螺杆菌可使胃黏膜炎症消退。2006年中国慢性胃炎共识意见，建议根除幽门螺杆菌特别适用于：①伴有胃黏膜糜烂、萎缩及肠化生、异型增生者；②有消化不良症状者；③有胃癌家族史者。

2.保护胃黏膜

氢氧化铝凝胶、复方氢氧化铝片、硫糖铝等可保护胃黏膜不受NSAID和胆汁的侵害；但是，A型胃炎不宜用抗酸药，对于低胃酸分泌的B型胃炎，不提倡摄入醋类酸性饮食，反而要应用抗酸药以减少H^+的反弥散。

3.对症处理

对症处理是慢性胃炎药物治疗不可缺少的部分，可改善症状，树立治疗的信心。胃肠动力药如多潘立酮或西沙必利对于腹胀、恶心、呕吐、腹痛具有明显的疗效；助消化药有相似疗效，如乳酶生、多酶片、干酵母片、健胃消食片等均可选用；恶性贫血者应予维生素B_{12}注射。

4.异型增生的治疗

慢性胃炎进一步发展，胃上皮或化生的肠上皮在再生过程中发生发育异常，可形成异型增生，表现为细胞异型性和腺体结构的紊乱，异型增生是胃癌的癌前病变，应予高度重视。对轻度异型增生除给予上述积极治疗外，关键在于定期随访。补充多种维生素及微量元素对于逆转黏膜肠化生和不典型增生有一定效果。重度异型增生则宜予预防性手术，目前多采用内镜下胃黏膜切除术。

【护理要点】

1.起居护理

慢性胃炎急性发作时应卧床休息，注意上腹部保暖。慢性胃炎恢复期，病人生活要有规律，注意劳逸结合，避免过度劳累。

2.疼痛护理

遵医嘱给予局部热敷、按摩或给止痛药、抗酸药等缓解上腹部的疼痛，同时应安慰、陪伴病人以使其精神放松，增强对疼痛的耐受力。还可采取中医方法止痛：①熨敷：食盐适量炒热，敷熨胃痛部位，用治胃寒作痛。②推拿：用拇指在患者中脘、内关、足三里和至阳重压揉按，用力由轻至重，由重到轻，脘痛缓解后再按压5min。适用于胃脘痛诸证。③刮痧：在患者上脘、中脘、下脘部和胸骨柄及脊椎两侧，适用于胃脘痛实证、热证。④针刺：主穴常取合谷、内关、中脘、足三里、公孙。寒邪客胃和脾胃虚寒者,加灸。⑤耳针:取穴神门、胃、交感、十二指肠、肝、脾。每次选用3~5个穴,毫针轻中度刺激,也可用王不留行贴压。⑥探吐:食滞胃脘胀满疼痛欲吐者,可用盐汤探吐以涌吐宿食,缓解胃痛。

3.饮食护理

慢性胃炎患者应慎饮食。急性发作期少量多餐,一般进少渣、温热、清淡的流质或半流饮食为宜。恢复期鼓励患者进食易消化食物,定时进餐,细嚼慢咽,减轻胃部负担为原则。不暴饮暴食,避免辛辣、生冷等刺激性食物。如胃酸缺乏者食物应完全煮熟后食用,可酌情食用酸性食物如山楂、食醋等;胃酸高者应避免刺激性食物,如烟酒、浓茶、甜腻之品。可结合中医辨证选食:易食滞腹胀者平素可选食宽中和胃消食之品,如萝卜、山楂、柑橘等;喜温者可适量补充温中健脾之品,如牛奶、鸡蛋、大枣、山药、生姜、饴糖等;舌红少津者宜多食益胃生津之品,如梨、甘蔗或石斛、麦冬煎汤代茶饮。

4.心理护理

精神因素也与慢性胃炎消化不良症状的发生密切相关。对产生焦虑不安的患者,应评估焦虑的程度,帮助患者降低现存的焦虑水平,提供安全和舒适的环境,减少对感官的刺激。表现出对患者的理解和同情,谈话时语速要缓慢,态度要和蔼,不与患者进行争辩。指导放松疗法,如深呼吸、按摩、热水浴等。如果焦虑症状明显,可遵医嘱给予对症治疗的药物。

5.健康教育

(1)介绍本病有关的病因,指导患者避免诱发因素,注意生活规律,劳逸结合,保持良好心态。

(2)保持口腔清洁,避免咽、喉、口腔病灶细菌或病毒侵入胃内,引起细菌或病毒的感染。

(3)注意饮食调理和饮食卫生,多吃新鲜蔬菜、水果,尽量少吃或不吃烟熏、腌制食物。忌浓茶、咖啡,过冷、过热、粗糙和刺激性食物。

(4)对嗜烟酒病人应向其讲明危害,可与病人及家属共同制订。定戒烟戒酒计划,让家属监督该计划的实施。

(5)指导患者遵医嘱服药,并介绍出院后常用药物的名称、药物作用,服用的剂量、方法及时间。服用对胃有刺激性的药物,如阿司匹林等非甾体类抗炎药物时,需餐后服用,减少药物对胃的刺激。中成药如健胃消食片、午时茶、保和丸等均有助运化,家中可常备。

(6)慢性萎缩性胃炎可有10%病人转为胃癌,患者要坚持定期复诊,特别是胃黏膜异型增生者,应定期胃镜检查。

第五节　胃癌的护理

胃癌是起源于胃黏膜上皮细胞的恶性肿瘤,是最常见的消化道恶性肿瘤。胃癌的发病情况,在不同人种中、不同地区间和同一地区不同时期有明显差异。我国以西北地区发病率最高,其次为华北及华东,中南、西南地区最低。本病多见于男性,可发生于任何年龄,以中老年为多见。青年人的胃癌细胞多趋于分化不良,生长快,转移机会也多见。

【病因与发病机制】

1.环境与饮食因素

某些环境因素，如火山岩地带、高泥炭土壤、水土含硝酸盐过多、微量元素比例失调或化学污染可直接或间接经饮食途径参与胃癌的发生。流行病学研究显示，多吃新鲜蔬菜、水果、乳制品，可降低胃癌发生的危险性，而霉粮、霉制食品、咸菜、烟熏及腌制鱼肉，以及过多摄入食盐可增加其危险性。某些不良饮食习惯，如进餐速度过快、饮食不规律、喜烫食、喜硬食、暴饮暴食等都与胃癌的发生有一定关系。

2.幽门螺杆菌感染

随着研究的深入，Hp 感染被认为和胃癌的发生有一定的关系，1994 年世界卫生组织属下的国际癌肿研究机构(IARC)已将其列为人类胃癌的Ⅰ类致癌原。Hp 具有黏附性，其分泌的毒素有致病性，导致胃黏膜病变，自活动性浅表性炎症发展为萎缩、肠化生和不典型增生，在此基础上易发生癌变。Hp 还是一种硝酸盐还原剂，具有催化亚硝化作用而起致癌作用。

3.遗传因素

胃癌有明显的家族聚集倾向，一般认为致癌物质对有遗传易感性者可能更易致癌。

4.癌前状态

包括癌前疾病和癌前病变。癌前疾病包括慢性萎缩性胃炎、胃息肉、胃溃疡和残胃炎等；癌前病变包括肠型化生和异型增生。

【临床表现】

1.症状

早期胃癌多无症状，有些患者出现轻度非特异性消化不良症状。进展期胃癌最早出现的症状是上腹痛，常同时有食欲缺乏，体重减轻。发生并发症或转移时可出现一些特殊的症状。贲门癌累及食管下端时可出现咽下困难。胃窦癌引起幽门梗阻时可有恶心呕吐，溃疡型癌有出血时可引起黑粪甚或呕血。转移至肺并累及胸膜产生积液时可有咳嗽和呼吸困难。转移至肝及腹膜而产生腹水时则有腹胀满不适。转移至骨骼剧痛。剧烈而持续性上腹痛放射至背部时表示肿瘤已穿透胰腺。

2.体征

早期胃癌可无任何体征，中晚期胃癌有的上腹部可触及肿块，有压痛。癌肿转移可出现相应脏器受累的体征。

3.并发症

(1)出血：约 5%患者可发生大出血，表现为呕血和(或)黑粪，偶为首发症状。

(2)幽门或贲门梗阻：决定于胃癌的部位。

(3)穿孔：比良性溃疡少见，多发生于幽门前区的溃疡型癌。

【实验室检查】

1.胃镜检查

胃镜检查结合黏膜活检，是目前最可靠的诊断手段，更是诊断早期胃癌的最佳方法。胃镜下色素染色、放大内镜、超声内镜的应用，更进一步提高了早期胃癌的检出率。

2.X线钡剂检查

X线检查对胃癌的诊断依然有较大的价值。近年来随着应用气钡双重对比法、压迫法和低张造影技术，并采用高密度钡粉，能清楚地显示黏膜的精细结构，有利于发现微小的病变。

3.血液检查

常有不同程度的贫血、血沉增快、白蛋白下降、电解质紊乱等。

4.粪便隐血试验

多呈持续阳性，检测方便，有辅助诊断的意义，有学者将粪便隐血作为胃癌筛检的首选方法。

【治疗要点】

1.手术治疗

是目前唯一有可能根治胃癌的手段。手术效果取决于胃癌的病期、癌肿侵袭深度及扩散范围，早期发现治愈率很高。

2.内镜下治疗

早期胃癌可行内镜下黏膜切除、激光或微波治疗，特别适用于不能耐受手术的患者。中晚期胃癌患者不能接受手术者可经内镜做激光、微波或局部注射抗癌药等，可暂时缓解。贲门癌所致的食管下段、贲门口狭窄，可行扩张或放置内支架解除梗阻，暂时改善生活质量。

3.化学治疗

常用于辅助手术治疗。在术前、术中及术后使用抗癌药物，可抑制癌细胞的扩散与杀死残存的癌细胞，从而提高手术效果。化学治疗也可用于不能施行手术治疗的患者。一般早期癌术后不化疗，中晚期癌能被手术切除者必须化疗。化疗常在术后2～4周开始，常用的药物有氟尿嘧啶(5-FU)、丝裂霉素、阿霉素、亚硝脲类、顺铂等，多主张联合化疗。

4.其他治疗

高能量静脉营养疗法常用于辅助治疗，术前及术后应用可提高患者体质，使之能耐受手术和化疗。免疫治疗、中医中药治疗可以配合作为辅助治疗使用，但效果不肯定。

【护理措施】

(一)基础护理

1.休息

保持安静、整洁和舒适的环境，有利于睡眠和休息。早期胃癌病人经过治疗后可从事一些轻工作和锻炼，应注意劳逸结合。中晚期胃癌病人需卧床休息，以减少体力消耗。恶病质病人做好皮肤护理，定时翻身并按摩受压部位。做好生活护理和基础护理，使病人能心情舒畅地休息治疗。

2.饮食

以合乎病人口味，又能达到身体基本热量的需求为主要目标。给予高热量、高蛋白、丰富维生素与易消化的食物，宜少量多餐。化疗病人往往食欲减退，应多鼓励进食。如有并发症需禁食或进行胃肠减压者，予以静脉输液以维持营养需要。恶心、呕吐的病人，进行口腔护理。

3.心理护理

病人情绪上常表现出否认、悲伤、退缩和愤怒，甚至拒绝接受治疗，而家属也常出现焦虑、无助,有的甚至挑剔医护活动。护理人员应给予病人及家属心理上的支持。根据病人的性格、人生观及心理承受能力来决定是否告知事实真相。耐心做好解释工作,了解病人各方面的要求并予以满足,调动病人的主观能动性,使之能积极配合治疗。对晚期病人,应予以临终关怀,使病人能愉快地度过最后时光。

(二)疾病护理

1.疼痛护理

疼痛是晚期胃癌病人的主要痛苦,可采用转移注意力或松弛疗法,如听音乐、洗澡等,以减轻病人对疼痛的敏感性,增强其对疼痛的耐受力。疼痛剧烈时,可按医嘱予以止痛药,观察病人反应,防止药物成瘾。如果病人要求止痛药的次数过于频繁,除了要考虑止痛药的剂量不足外,也要注意病人的情绪状态,多给他一些倾诉的时间。在治疗性会谈的同时,可给予背部按摩或与医师商量酌情给予安慰药,以满足病人心理上的需要。

2.化疗的护理

化疗中严密观察药物引起的局部及全身反应,如恶心、呕吐、白细胞降低及肝、肾功能异常等,及时与医师联系,及早采取处理措施。化疗期间保护好血管,避免药液外漏引起的血管及局部皮肤损害。一旦发生静脉炎,立即予以2%利多卡因局部封闭或50%硫酸镁湿敷,局部还可行热敷、理疗等。如有脱发,可让病人戴帽或用假发,以满足其对自我形象的要求。

3.加强病情观察,预防并发症发生

观察病人生命体征的变化,观察腹痛、腹胀及呕血、黑粪的情况,观察化疗前后症状及体征改善情况。晚期胃癌病人抵抗力下降,身体各部分易发生感染,应加强护理与观察,保持口腔、皮肤的清洁。长期卧床病人,要定期翻身、按摩,指导并协助进行肢体活动,以预防压疮及血栓性静脉炎的发生。

(三)健康指导

(1)指导病人注意饮食卫生,多食含有维生素C的新鲜蔬菜、水果。食物加工要得当,粮食和食物贮存适当,少食腌制品及熏制食物、油煎及含盐高的食物,不食霉变食物。避免刺激性食物,防止暴饮暴食。

(2)告知病人及家属与发生胃癌有关的因素。患有与胃癌相关的疾病者(如胃息肉、萎缩性胃炎、胃溃疡等)应积极治疗原发病。

(3)嘱病人定期随访进行胃镜及X线检查,以及时发现癌变。

第六节　消化性溃疡的护理

消化性溃疡是一种常见的慢性胃肠道疾病,通常指发生在胃和十二指肠的溃疡。本病可发生于任何年龄,但中年最为常见,十二指肠溃疡(DU)多见于青壮年,而胃溃疡(GU)多见于中老年,男性患病比女性较多。临床上DU比GU为多见,两者之比约为3∶1,但有地区差异,在胃癌高发区GU所占的比例有增加。

【临床表现】

典型溃疡病为节律周期性疼痛，与进食有关。十二指肠溃疡疼痛部位在中上腹偏右，疼痛出现在两餐之间和午夜；胃溃疡疼痛部位在中上腹偏左，疼痛在餐后 1h。其他症状有：反酸、嗳气、恶心、呕吐、食欲减退，病程迁延可致消瘦、贫血、失眠、心悸及头晕等症状。

【评估要点】

1.一般情况

评估病人的生命体征，营养状况，有无贫血；病人及家属对疾病知识方面的了解程度如何。

2.专科情况

(1)病人何时出现疼痛，有无诱发因素。疼痛有无明显节律性，疼痛的部位、持续时间，有无呕血、黑便，目前的大便性状如何；家族中有无溃疡病倾向。

(2)平时生活饮食是否规律，有无暴饮暴食，有无咖啡、烟酒或刺激性食物食用过多情况。

(3)生活中有无承受重大压力，是否常处于精神紧张状态。住院有无经济、家庭、工作等方面的顾虑。

3.实验室及其他检查

(1)纤维胃镜检查和黏膜活检：可直接观察溃疡部位、病变大小、性质，并可在直视下取活检组织做病理检查和幽门螺杆菌检测。其诊断的准确性较高。

(2)胃液分析：协助诊断。

(3)幽门螺杆菌检测：^{13}C-或^{14}C-尿素呼气试验检测幽门螺杆菌感染的敏感性和特异性均较高，常作为根除治疗后复查的首选方法。

(4)大便潜血试验：隐血试验阳性提示溃疡有活动。

(5)X 线钡餐检查：溃疡的 X 线直接征象是龛影，对溃疡诊断有确诊价值。

【护理诊断/问题】

1.疼痛

与消化性溃疡胃酸对溃疡面的刺激有关。

2.营养失调

与疼痛、恶心呕吐引起摄入量减少，消化吸收障碍有关。

3.潜在并发症

上消化道出血、再出血。

【护理措施】

(1)向病人解释疼痛的原因，指导和帮助病人减少或去除加重、诱发疼痛的因素。

(2)观察病人上腹疼痛的规律和特点，评估病人疼痛的性质、程度及部位。给予制酸性食物(苏打饼干等)在疼痛前进食，或服用制酸剂防止疼痛。也可采用局部热敷和针灸止痛等。

(3)观察大便的性状，观察有无并发症的发生。

(4)指导病人有规律的生活和劳逸结合。溃疡有活动者，嘱其卧床休息，保持环境安静，保证充足的睡眠。

(5)指导病人有规律地进餐，提倡少量多餐，避免粗糙、过冷过热和刺激性食物及饮料，以清淡饮食为主。

(6)与病人共同制订戒烟、戒酒计划,并争取家庭的重视和支持。

(7)帮助病人认识压力与溃疡疼痛发作的关系,指导病人放松技巧,自觉避免精神、神经因素的影响。

(8)遵医嘱予以药物治疗,督促病人按时服药,制酸剂应在餐后和睡前服用,组胺 H_2 受体拮抗剂常于进食及睡前服用。注意观察药物的不良反应。

(9)指导病人识别溃疡复发、出血的症状和体征,以便及时就诊。

【应急措施】

(1)出现大出血和急性穿孔时,应绝对卧床休息,予以禁食。

(2)建立静脉液路,配合医生给予止血、胃肠减压、抗感染治疗。

(3)必要时可做急诊胃镜检查,明确诊断或镜下治疗。

(4)及时请外科会诊,做好术前准备。

【健康教育】

(1)合理安排休息时间,保证充足睡眠,生活应有规律,避免过度紧张与劳累。

(2)注意饮食卫生,少量多餐,定时进食,建立合理的饮食习惯和结构,戒除烟酒,避免食用刺激性食物。

(3)保持情绪稳定,避免工作、家庭等各方面不良因素刺激。

(4)慎用或勿用致溃疡药物,如阿司匹林、咖啡因、泼尼松等,并指导其按医嘱正确服药,学会观察药效及不良反应,不随便停药,以减少复发。

(5)定期复诊,若上腹疼痛节律发生变化并加剧,或者出现呕血、黑便时,应立即就医。

第三章　循环系统疾病护理

第一节　心力衰竭的护理

一、概述

心力衰竭是由于各种心脏疾病导致心功能不全的临床综合征。心力衰竭通常伴有肺循环和(或)体循环的充血,故又称之为充血性心力衰竭。

心功能不全分为无症状和有症状两个阶段,无症状阶段是有心室功能障碍的客观指标如射血分数降低,但无充血性心力衰竭的临床症状,如果不积极治疗,将会发展成有症状心功能不全。

【临床类型】

1.发展速度分类

按其发展速度可分为急性和慢性两种,以慢性居多。急性心力衰竭常因急性的严重心肌损害或突然心脏负荷加重,使心排血量在短时间内急剧下降,甚至丧失排血功能。临床以急性左心衰竭为常见,表现为急性肺水肿、心源性休克。

慢性心力衰竭病程中常有代偿性心脏扩大、心肌肥厚和其他代偿机制参与的缓慢的发展过程。

2.发生部位分类

按其发生的部位可分为左心、右心和全心衰竭。左心衰竭临床上较常见,是指左心室代偿功能不全而发生的,以肺循环淤血为特征的心力衰竭。

右心衰竭是以体循环淤血为主要特征的心力衰竭,临床上多见于肺源性心脏病、先天性心脏病、高血压、冠心病等。

全心衰竭常是左心衰竭使肺动脉压力增高,加重右心负荷,长此以往,右心功能下降、衰竭,即表现出全心功能衰竭症状。

3.功能障碍分类

按有无舒缩功能障碍又可分为收缩性和舒张性心力衰竭。收缩性心力衰竭是指心肌收缩力下降,心排出量不能满足机体代谢的需要,器官、组织血液灌注不足,同时出现肺循环和(或)体循环淤血表现。

舒张性心力衰竭见于心肌收缩力没有明显降低,可使心排血量正常维持,心室舒张功能障碍以致左心室充盈压增高,使肺静脉回流受阻,而导致肺循环淤血。

【心力衰竭分期】

心力衰竭的分期可以从临床上分清心力衰竭的不同时期,从预防着手,在疾病源头上给予干预,减少和延缓心力衰竭的发生,减少心力衰竭的发展和死亡。

心力衰竭分期分为四期。

A 期:心力衰竭高危期,无器质性心脏、心肌病变或心力衰竭症状,如病人有高血压、代谢综合征、心绞痛,服用心肌毒性药物等,均可发展为心力衰竭的高危因素。

B 期:有器质性心脏病如心脏扩大、心肌肥厚、射血分数降低,但无心力衰竭症状。

C 期:有器质性心脏,病程中有过心力衰竭的症状。

D 期:需要特殊干预治疗的难治性心力衰竭。

心力衰竭的分期在病程中是不能逆转的,只能停留在某一期或向前发展,只有在 A 期对高危因素进行有效治疗,才能减少发生心力衰竭,在 B 期进行有效干预,可以延缓发展到有临床症状心力衰竭。

【心脏功能分级】

1.根据病人主观症状和活动能力,心功能分为四级

Ⅰ级:病人表现为体力活动不受限制,一般活动不出现疲乏、心悸、心绞痛或呼吸困难等症状。

Ⅱ级:病人表现为体力活动轻度受限制,休息时无自觉症状,但日常活动可引起气急、心悸、心绞痛或呼吸困难等症状。

Ⅲ级:病人表现为体力活动明显受限制,稍事活动可气急、心悸等症状,有脏器轻度淤血体征。

Ⅳ级:病人表现为体力活动重度受限制,休息状态也气急、心悸等症状,体力活动后加重,有脏器重度淤血体征。

此分级方法多年来在临床应用,优点是简便易行,缺点是仅凭病人主观感觉,常有病人症状与客观检查有差距,病人个体之间差异比较大。

2.根据客观评价指标,心功能分为 A、B、C、D 级

A 级:无心血管疾病的客观依据。

B 级:有轻度心血管疾病的客观依据。

C 级:有中度心血管疾病的客观依据。

D 级:有重度心血管疾病的客观依据。

此分级方法对于轻、中、重度的标准没有具体的规定,需要临床医师主观判断。但结合第一个根据病人主观症状和活动能力进行分级的方案,是能弥补第一分级方案的主观症状与客观指标分离情况的。如病人心脏超声检查提示轻度主动脉瓣狭窄,但没有体力活动受限制的情况,联合分级定为Ⅰ级 B。又如病人体力活动时有心悸、气急症状,但休息症状缓解,心脏超声检查提示左心室射血分数(LVEF)为<35%,联合分级定为Ⅱ级 C。

3.6min 步行试验

要求病人 6min 之内在平直走廊尽可能地快走,测定其所步行的距离,若 6min 步行距离<150m,表明为重度心功能不全,150~425m 为中度,426~550m 为轻度心功能不全。

此试验简单易行、安全、方便,用于评定慢性心力衰竭病人的运动耐力,评价心脏储备能力,也常用于评价心力衰竭治疗的效果。

二、慢性心力衰竭

慢性心力衰竭是多数心血管疾病的终末阶段，也是主要的死亡原因。心力衰竭是一种复杂的临床综合征，特定的症状是呼吸困难和乏力，特定的体征是水肿，这些情况可造成器官功能障碍，影响生活质量。主要表现为心脏收缩功能障碍的主要指标是 LVEF 下降，一般＜40％；而心脏舒张功能障碍的病人 LVEF 相对正常，通常心脏无明显扩大，但有心室充盈指标受损。

我国引起慢性心力衰竭的基础心脏病的构成比与过去有所不同，过去我国以风湿性心脏病为主，近十年来其所占比例趋于下降，而冠心病、高血压的所占比例明显上升。

【病因及发病机制】

1.病因

各种原因引起的心肌、心瓣膜、心包或冠脉、大血管的结构损害，导致心脏容量负荷或压力负荷过重均可造成慢性心力衰竭。

冠心病、高血压，瓣膜病和扩张性心肌病是主要的病因；心肌炎、肾炎、先天性心脏病是较常见的病因；而心包疾病、贫血、甲状腺功能亢进与减退、脚气病、心房黏液瘤、动静脉瘘、心脏肿瘤和结缔组织病、高原病及少见的内分泌病等，是比较少见易被忽视的病因。

2.诱因

(1)感染：是最主要的诱因，最常见的呼吸道感染，其次是风湿热，在幼儿中风湿热则占首位。女性病人泌尿系统感染的诱发亦常见，感染性心内膜炎、全身感染均是诱发因素。

(2)心律失常：特别是快速心律失常如房颤等。

(3)生理、心理压力过大：如劳累过度、情绪激动、精神紧张。

(4)血容量增加：液体摄入过多过快、高钠饮食。

(5)妊娠与分娩。

(6)其他：大量失血、贫血；各种原因引起的水、电解质及酸碱平衡紊乱；某些药物应用不当等。

3.发病机制

慢性心力衰竭的发病机制是很复杂过程，心脏功能大致经过代偿期和失代偿期。

(1)心力衰竭代偿期：心脏受损初始引起机体短期的适应性和代偿性反应，启动了 Frank-Starling 机制，增加心脏的前负荷，使回心血量增加，心室舒张末容积增加，心室扩大，心肌收缩力增强，而维持心排血量的基本正常或相对正常。

机体的适应性和代偿性的反应，激活交感神经体液系统，交感神经兴奋性增强，增强心肌收缩力并提高心率，以增加心脏排血量，但同时机体周围血管收缩，增加了心脏后负荷，心肌增厚，心率加快，心肌耗氧量加大。

心脏功能下降，心排血量降低、肾素-血管紧张素-醛固酮系统也被激活，代偿性增加血管阻力和潴留水、钠，以维持灌注压；交感神经兴奋性增加，同时激活神经内分泌细胞因子如心钠素、血管加压素、缓激肽等，参与调节血管舒缩，排钠利尿，对抗由于交感神经兴奋和肾素-血管紧张素-醛固酮系统激活造成的水钠潴留效应。在多因素作用下共同维持机体血压稳定，保证了重要脏器的灌注。

(2)心力衰竭失代偿期:长期、持续的交感神经和肾素-血管紧张素-醛固酮系统高兴奋性,多种内源性的神经激素和细胞因子的激活与失衡,又造成继发心肌损害,持续性心脏扩大、心肌肥厚,使心肌耗氧量增加,加重心肌的损伤。神经内分泌系统活性增加不断,加重血流动力学紊乱,损伤心肌细胞,导致心排血量不足,出现心力衰竭症状。

(3)心室重构:所谓的心室重构,就是在心脏扩大、心肌肥厚的过程中,心肌细胞、胞外基质、胶原纤维网等均有相应变化,左心室结构、形态、容积和功能发生一系列变化。研究表明,心力衰竭的发生发展的基本机制就是心室重构。由于基础病的不同,进展情况不同和各种代偿机制的复杂作用,有些病人心脏扩大、肥厚已很明显,但临床可无心力衰竭表现。但如基础病病因不能除,随着时间的推移,心室重构的病理变化,可自身不断发展,心力衰竭必然会出现。

从代偿到不代偿,除了因为代偿能力限度、代偿机制中的负面作用外,心肌细胞的能量供应和利用障碍,导致心肌细胞坏死、纤维化也是重要因素。

心肌细胞的减少使心肌收缩力下降,又因纤维化的增加使心室的顺应性下降,心室重构更趋明显,最终导致不可逆的心肌损害,心力衰竭终末阶段。

【临床表现】

慢性心力衰竭早期可以无症状或仅出现心动过速、面色苍白、出汗、疲乏和活动耐力减低症状等。

1.左心衰竭

(1)症状:

1)呼吸困难:劳力性呼吸困难是最早出现的呼吸困难症状,因为体力活动会使回心血量增加,左心房压力升高,肺淤血加重。开始仅剧烈活动或体力劳动后出现症状,休息后缓解,随肺淤血加重,逐渐发展到更轻活动后,甚至休息时,也出现呼吸困难。

夜间阵发性呼吸困难是左心衰竭早期最典型的表现,又称为“心源性哮喘”。是由于平卧血液重新分布使肺血量增加,夜间迷走神经张力增加,小支气管收缩,横膈位高,肺活量减少所致。典型表现是病人熟睡 1～2h 后,突然憋气而惊醒,被迫坐起,同时伴有咳嗽、咳泡沫痰和(或)哮鸣性呼吸音。多数病人端坐休息后可自行缓解,次日白天无异常感觉。严重者可持续发作,甚至发生急性肺水肿。

端坐呼吸多在病程晚期出现,是肺淤血达到一定程度,平卧回心血量增多、膈肌上抬,呼吸更困难,必须采用高枕卧位、半卧位,甚至坐位,才可减轻呼吸困难。最严重的病人即使端坐床边,下肢下垂,上身前倾,仍不能缓解呼吸困难。

2)咳嗽、咳痰、咯血:咳嗽、咳痰早期即可出现,是肺泡和支气管黏膜淤血所致,多发生在夜间,直立或坐位症状减轻。咳白色浆液性泡沫样痰为其特点,偶见痰中带有血丝。如发生急性肺水肿,则咳大量粉红色泡沫痰。

3)其他症状:倦怠、乏力、心悸、头晕、失眠、嗜睡、烦躁等症状,重者可有少尿,是与心排血量低下,组织、器官灌注不足有关。

(2)体征:

1)慢性左心衰竭可有心脏扩大,心尖搏动向左下移位。心率加快、第一心音减弱、心尖区舒张期奔马律，最有诊断价值。部分病人可出现交替脉，是左心衰竭的特征性体征。

2)肺部可闻湿啰音，急性肺水肿时可出现哮鸣音。

2.右心衰竭

(1)症状：主要表现为体循环静脉淤血。消化道症状如食欲缺乏、恶心呕吐、水肿、腹胀、肝区胀痛等为右心衰竭的最常见症状。

劳力性呼吸困难也是右心衰竭常见症状。

(2)体征：

1)水肿：早期在身体的下垂部位和组织疏松部位，出现凹陷性水肿，为对称性。重者可出现全身水肿，并伴有胸腔积液、腹水和阴囊水肿。胸腔积液是因体静脉压力增高所致，胸腔静脉有一部分回流到肺静脉，所以胸腔积液更多见于全心衰竭时，以双侧为多见。

2)颈静脉征：颈静脉怒张是右心衰竭的主要体征，其程度与静脉压升高的程度正相关；压迫病人的腹部或肝脏，回心血量增加而使颈静脉怒张更明显，称为肝颈静脉回流征阳性，肝颈静脉回流征阳性则更是具有特征性。

3)肝大和压痛：可出现肝大和压痛；持续慢性右心衰竭可发展为心源性肝硬化，晚期肝脏压痛不明显，但伴有黄疸、肝功能损害和腹水。

4)发绀：发绀是由于供血不足，组织摄取血氧相对增加，静脉血氧降低所致。表现为面部毛细血管扩张、青紫、色素沉着。

3.全心衰竭

右心衰竭继发于左心衰竭而形成全心衰竭，但当右心衰竭后，肺淤血的临床表现减轻。扩张型心肌病等表现左、右心同时衰竭者，肺淤血症状都不严重，左心衰竭的表现主要是心排血量减少的相关症状和体征。

【实验室检查】

1.X线检查

(1)心影的大小、形态可为病因诊断提供重要依据，根据心脏扩大的程度和动态改变，间接反映心功能状态。

(2)肺门血管影增强是早期肺静脉压增高的主要表现；肺动脉压力增高可见右下肺动脉增宽；肺间质水肿可使肺野模糊；Kerley B线是在肺野外侧清晰可见的水平线状影，是肺小叶间隔内积液的表现，是慢性肺淤血的特征性表现。

2.超声心动图

超声心动图比X线检查更能准确地提供各心腔大小变化及心瓣膜结构情况。左心室射血分数(LVEF值)可反映心脏收缩功能，正常LVEF值＞50％，LVEF值≤40％为收缩期心力衰竭诊断标准。

应用多普勒超声是临床上最实用的判断心室舒张功能的方法，E峰是心动周期的心室舒张早期心室充盈速度的最大值，A峰是心室舒张末期心室充盈的最大值，正常人E/A的比值不小于1.2，中青年应更大。

3.有创性血流动力学检查

此检查常用于重症心力衰竭病人，可直接反映左心功能。

4.放射性核素检查

帮助判断心室腔大小,反映 LVEF 值和左心室最大充盈速率。

【治疗要点】

1.病因治疗

(1)基本病因治疗:对有损心肌的疾病应早期进行有效治疗如高血压、冠心病、糖尿病、代谢综合征等;心血管畸形、心瓣膜病力争在发生心脏衰竭之前进行介入或外科手术治疗;对于一些病因不明的疾病亦应早期干预如原发性扩张型心肌病,以延缓心室重构。

(2)诱因治疗:积极消除诱因,最常见的诱因是感染,特别是呼吸道感染,积极应用有针对性的抗生素控制感染。心律失常特别是房颤都是引起心脏衰竭常见诱因,对于快速房颤要积极控制心室率,及时复律。纠正贫血、控制高血压等均可防止心力衰竭发生或(和)加重。

2.一般治疗

减轻心脏负担,限制体力活动,避免劳累和精神紧张。低钠饮食,少食多餐,限制饮水量。给予持续氧气吸入,流量 2～4L/min。

3.利尿药

利尿药是治疗心力衰竭的常用药物,通过排钠排水减轻水肿、减轻心脏负荷、缓解淤血症状。原则上应长期应用,但在水肿消失后应以最小剂量维持如氢氯噻嗪 25mg 隔日 1 次。常用利尿药有排钾利尿药如氢氯噻嗪等;襻利尿药如呋塞米、丁脲胺等;保钾利尿药如螺内酯、氨苯蝶啶等。排钾利尿药主要副作用是可引起低血钾,应补充氯化钾或与保钾利尿药同用。噻嗪类利尿药可抑制尿酸排泄,引起高尿酸血症,大剂量长期应用可影响胆固醇及糖的代谢,应严密监测。

4.肾素-血管紧张素-醛固酮系统抑制药

(1)血管紧张素转换酶(ACE)抑制药应用:ACE 抑制药扩张血管,改善淤血症状,更重要的是降低心力衰竭病人代偿性神经-体液的不利影响,限制心肌、血管重构,维护心肌功能,推迟心力衰竭的进展,降低远期死亡率。

1)用法:常用 ACE 抑制药如卡托普利 12.5～25mg,2/h,培哚普利 2～4mg,1/h,贝那普利对有早期肾功能损害病人较适用,使用量是 5～10mg,1/h。临床应用一定要从小剂量开始,逐渐加量。

2)ACE 抑制药的副作用:有低血压、肾功能一过性恶化、高血钾、干咳等。

3)ACE 抑制药的禁忌证:无尿性肾衰竭、肾动脉狭窄、血肌酐升高≥225μmol/L、高血压、低血压、妊娠、哺乳期妇女及对此药过敏者。

(2)血管紧张素受体阻滞药(ARBB)应用:ARBB 在阻断肾素血管紧张素系统作用与 ACE 抑制药作用相同,但缺少对缓激肽降解抑制作用。当病人应用 ACE 抑制药出现干咳不能耐受,可应用 ARBB 类药,常用 ARBB 如坎地沙坦、氯沙坦、缬沙坦等。

ARBB 类药的用药注意事项、副作用除干咳以外,其他均与 ACE 抑制药相同。

(3)醛固酮拮抗药应用:研究证明螺内酯 20mg,1～2/h 小剂量应用,可以阻断醛固酮效应,延缓心肌、血管的重构,改善慢性心力衰竭的远期效果。

注意事项:中重度心力衰竭病人应用时,需注意血钾的检测;肾功能不全、血肌酐异常、高血钾及应用胰岛素的糖尿病病人不宜使用。

5.β受体阻滞药应用

β受体阻滞药可对抗交感神经激活,阻断交感神经激活后各种有害影响。临床应用其疗效常在用药后2～3个月才出现,但明显提高运动耐力,改善心力衰竭预后,降低死亡率。

受体阻滞药具有负性肌力作用,临床中应慎重应用,应用药物应从小剂量开始,如美托洛尔12.5mg,1/h;比索洛尔1.25mg,1/h;卡维地洛6.25mg,1/h,逐渐加量,适量维持。

注意事项:用药应在心力衰竭稳定、无体液潴留情况下、小剂量开始应用。

患有支气管痉挛性疾病、心动过缓、二度以上包括二度的房室传导阻滞的病人禁用。

6.正性肌力药物应用

是治疗心力衰竭的主要药物,适于治疗以收缩功能异常为特征的心力衰竭,尤其对心腔扩大引起的低心排血量心力衰竭,伴快速心律失常的病人作用最佳。

(1)洋地黄类药物:是临床最常用的强心药物,具有正性肌力和减慢心率作用,在增加心肌收缩力的同时,不增加心肌耗氧量。

1)适应证:充血性心力衰竭,尤其伴有心房颤动和心室率增快的心力衰竭是最好指征,对心房颤动、心房扑动和室上性心动过速均有效。

2)禁忌证:严重房室传导阻滞、肥厚性梗阻型心肌病、急性心肌梗死24h内不宜使用。洋地黄中毒或过量者为绝对禁忌证。

3)用法:地高辛为口服制剂,维持量法,0.25mg,1/h。此药口服后2～3h血浓度达高峰,4～8h获最大效应,半衰期为1.6d,连续口服7d后血浆浓度可达稳态。适用于中度心力衰竭的维持治疗。

毛花苷C为静脉注射制剂,注射后10min起效,1～2h达高峰,每次0.2～0.4mg,稀释后静脉注射,24h总量0.8～1.2mg。适用于急性心衰或慢性心衰加重时,尤其适用于心衰伴快速心房颤动者。

4)毒性反应:药物的治疗剂量和中毒剂量接近,易发生中毒。易导致洋地黄中毒的情况主要有:急性心肌梗死、急性心肌炎引起的心肌损害、低血钾、严重缺氧、肾衰竭等情况。

常见不良反应有:胃肠道表现如恶心、呕吐;神经系统表现如视物模糊、黄视、绿视;心血管系统表现,多为各种心律失常,也是洋地黄中毒最重要的表现,最常见的心律失常是室性期前收缩,多呈二联律。快速房性心律失常伴有传导阻滞是洋地黄中毒特征性的表现。

(2)β受体兴奋药:临床常是短期应用治疗重症心力衰竭,常用的有多巴酚丁胺、多巴胺静脉滴注。适用于急性心肌梗死伴心力衰竭的病人;小剂量多巴胺2～5μg/(kg·min)能扩张肾动脉,增加肾血流量和排钠利尿,从而用于充血性心力衰竭的治疗。

【护理措施】

1.环境与心理护理

保持环境安静、舒适,空气流通;限制探视,减少精神刺激;注意病人情绪变化,做好心理护理,要求病人家属要积极给予病人心理支持和治疗的协助,使病人心情放松情绪稳定,减少机体耗氧量。

2.休息与活动

一般心功能Ⅰ级:不限制一般的体力活动,但避免剧烈运动和重体力劳动。心功能Ⅱ级:可适当轻体力工作和家务劳动,强调下午多休息。心功能Ⅲ级:日常生活可以自理或在他人协助下自理,严格限制一般的体力活动。心功能Ⅳ级:绝对卧床休息,生活需要他人照顾,可在床上做肢体被动运动和翻身,逐步过渡到坐床边或下床活动。当病情好转后,鼓励病人尽早做适量的活动,防止因长期卧床导致的静脉血栓、肺栓塞、便秘和压疮的发生。在活动中要监测有无呼吸困难、胸痛、心悸、疲劳等症状,如有不适应停止活动,并以此作为限制最大活动量的指征。

3.病情观察

(1)观察水肿情况:注意观察水肿的消长情况,每日测量并记录体重,准确记录液体出入量。

(2)保持呼吸道通畅:监测病人呼吸困难的程度、发绀情况、肺部啰音的变化以及血气分析和血氧饱和度等变化,根据缺氧的轻重程度调节氧流量和给氧方式。

(3)注意水、电解质变化及酸碱平衡情况:低钾血症可出现乏力、腹胀、心悸、心电图出现u波增高及心律失常,并可诱发洋地黄中毒。少数因肾功能减退,补钾过多而致高血钾,严重者可引起心搏骤停。低钠血症表现为乏力、食欲减退、恶心、呕吐、嗜睡等症状。如出现上述症状,要及时通报医师及时给予检查、纠正。

4.保持大便通畅

病人常因精神因素使规律性排便活动受抑制,排便习惯改变,加之胃肠道淤血、进食减少、卧床过久影响肠蠕动,易致便秘。应帮助病人训练床上排便习惯,同时饮食中增加膳食纤维,如发生便秘,应用小剂量缓泻药和润肠药,病情许可时扶患者坐起使用便器,并注意观察患者的心率、反应,以防发生意外。

5.输液的护理

根据病人液体出入情况及用药要求,控制输液量和速度,以防诱发急性肺水肿。

6.饮食护理

给予高蛋白、高维生素的易消化清淡饮食,注意补充营养。少量多餐,避免过饱;限制水、钠摄入,每日食盐摄入量少于5g,服利尿药者可适当放宽。

7.用药护理

(1)使用利尿药的护理:遵医嘱正确使用利尿药,并注意有关副作用的观察和预防。监测血钾及有无乏力、腹胀、肠鸣音减弱等低钾血症的表现,同时多补充含钾丰富的食物,必要时遵医嘱补充钾盐。口服补钾宜在饭后或将水剂与果汁同饮;静脉补钾时每500ml液体中氯化钾含量不宜超过1.5g。

应用保钾利尿药需注意有无胃肠道反应、嗜睡、乏力、皮疹、高血钾等副反应。

利尿药的应用时间选择早晨或日间为宜,避免夜间排尿过频而影响病人的休息。

(2)使用洋地黄的护理

1)给药要求:严格遵医嘱给药,发药前要测量病人脉搏1min,当脉搏＜60/min或节律不规则时,应暂停服药并通知医师。静脉给药时务必稀释后缓慢静注,并同时监测心率、心律及心电图变化。

2)遵守禁忌:注意不与奎尼丁、普罗帕酮(心律平)、维拉帕米(异搏定)、钙剂、胺碘酮等药物合用,以免降低洋地黄类药物肾脏排泄率,增加药物毒性。

3)用药后观察:应严密观察病人用药后毒性反应,监测血清地高辛浓度。

4)毒性反应的处理:立即停用洋地黄类药;停用排钾利尿药;积极补充钾盐;快速纠正心律失常,血钾低者快速补钾,不低的可应用利多卡因等治疗,但一般禁用电复律,防止发生室颤;对缓慢心律失常,可使用阿托品 0.5～1mg 皮下或静脉注射治疗,一般不用安置临时起搏器。

(3)肾素-血管紧张素-醛固酮系统抑制药使用的护理:应用 ACE 抑制药时需预防直立性低血压、皮炎、蛋白尿、咳嗽、间质性肺炎等副作用的发生。应用 ACE 抑制药和(或)ARBB 期间要注意观察血压、血钾的变化,同时注意要小剂量开始,逐渐加量。

8.并发症的预防与护理

(1)感染:室内空气流通,每日开窗通风 2 次,寒冷天气注意保暖,长期卧床者鼓励翻身,协助拍背,以防发生呼吸道感染和坠积性肺炎;加强口腔护理,以防发生由于药物治疗引起菌群失调导致的口腔黏膜感染。

(2)血栓形成:长期卧床和使用利尿药引起的血流动力学改变,下肢静脉易形成血栓。应鼓励病人在床上活动下肢和做下肢肌肉收缩运动,协助病人做下肢肌肉按摩。每天用温水浸泡脚以加速血液循环,减少静脉血栓形成。当病人肢体远端出现局部肿胀时,提示有发生静脉血栓可能,应及早与心理支持和治疗的协助,使病人心情放松情绪稳定,减少机体耗氧量。

2.休息与活动

一般心功能Ⅰ级:不限制一般的体力活动,但避免剧烈运动和重体力劳动。心功能Ⅱ级:可适当轻体力工作和家务劳动,强调下午多休息。心功能Ⅲ级:日常生活可以自理或在他人协助下自理,严格限制一般的体力活动。心功能Ⅳ级:绝对卧床休息,生活需要他人照顾,可在床上做肢体被动运动和翻身,逐步过渡到坐床边或下床活动。当病情好转后,鼓励病人尽早做适量的活动,防止因长期卧床导致的静脉血栓、肺栓塞、便秘和压疮的发生。在活动中要监测有无呼吸困难、胸痛、心悸、疲劳等症状,如有不适应停止活动,并以此作为限制最大活动量的指征。

3.病情观察

(1)观察水肿情况:注意观察水肿的消长情况,每日测量并记录体重,准确记录液体出入量。

(2)保持呼吸道通畅:监测病人呼吸困难的程度、发绀情况、肺部啰音的变化以及血气分析和血氧饱和度等变化,根据缺氧的轻重程度调节氧流量和给氧方式。

(3)注意水、电解质变化及酸碱平衡情况:低钾血症可出现乏力、腹胀、心悸、心电图出现 u 波增高及心律失常,并可诱发洋地黄中毒。少数因肾功能减退,补钾过多而致高血钾,严重者可引起心搏骤停。低钠血症表现为乏力、食欲减退、恶心、呕吐、嗜睡等症状。如出现上述症状,要及时通报医师及时给予检查、纠正。

4.保持大便通畅

病人常因精神因素使规律性排便活动受抑制,排便习惯改变,加之胃肠道淤血、进食减少、卧床过久影响肠蠕动，易致便秘。应帮助病人训练床上排便习惯，同时饮食中增加膳食纤维，如发生便秘，应用小剂量缓泻药和润肠药，病情许可时扶患者坐起使用便器，并注意观察患者的心率、反应，以防发生意外。

5.输液的护理

根据病人液体出入情况及用药要求，控制输液量和速度，以防诱发急性肺水肿。

6.饮食护理

给予高蛋白、高维生素的易消化清淡饮食，注意补充营养。少量多餐，避免过饱；限制水、钠摄入，每日食盐摄入量少于 5g，服利尿药者可适当放宽。

7.用药护理

(1)使用利尿药的护理：遵医嘱正确使用利尿药，并注意有关副作用的观察和预防。监测血钾及有无乏力、腹胀、肠鸣音减弱等低钾血症的表现，同时多补充含钾丰富的食物，必要时遵医嘱补充钾盐。口服补钾宜在饭后或将水剂与果汁同饮；静脉补钾时每 500ml 液体中氯化钾含量不宜超过 1.5g。

应用保钾利尿药需注意有无胃肠道反应、嗜睡、乏力、皮疹、高血钾等副反应。

利尿药的应用时间选择早晨或日间为宜，避免夜间排尿过频而影响病人的休息。

(2)使用洋地黄的护理

1)给药要求：严格遵医嘱给药，发药前要测量病人脉搏 1min，当脉搏＜60/min 或节律不规则时，应暂停服药并通知医师。静脉给药时务必稀释后缓慢静注，并同时监测心率、心律及心电图变化。

2)遵守禁忌：注意不与奎尼丁、普罗帕酮(心律平)、维拉帕米(异搏定)、钙剂、胺碘酮等药物合用，以免降低洋地黄类药物肾脏排泄率，增加药物毒性。

3)用药后观察：应严密观察病人用药后毒性反应，监测血清地高辛浓度。

4)毒性反应的处理：立即停用洋地黄类药；停用排钾利尿药；积极补充钾盐；快速纠正心律失常，血钾低者快速补钾，不低的可应用利多卡因等治疗，但一般禁用电复律，防止发生室颤；对缓慢心律失常，可使用阿托品 0.5～1mg 皮下或静脉注射治疗，一般不用安置临时起搏器。

(3)肾素-血管紧张素-醛固酮系统抑制药使用的护理：应用 ACE 抑制药时需预防直立性低血压、皮炎、蛋白尿、咳嗽、间质性肺炎等副作用的发生。应用 ACE 抑制药和(或)ARBB 期间要注意观察血压、血钾的变化，同时注意要小剂量开始，逐渐加量。

8.并发症的预防与护理

(1)感染：室内空气流通，每日开窗通风 2 次，寒冷天气注意保暖，长期卧床者鼓励翻身，协助拍背，以防发生呼吸道感染和坠积性肺炎；加强口腔护理，以防发生由于药物治疗引起菌群失调导致的口腔黏膜感染。

(2)血栓形成：长期卧床和使用利尿药引起的血流动力学改变，下肢静脉易形成血栓。应鼓励病人在床上活动下肢和做下肢肌肉收缩运动，协助病人做下肢肌肉按摩。每天用温水浸泡脚以加速血液循环，减少静脉血栓形成。当病人肢体远端出现局部肿胀时，提示有发生静脉血栓可能，应及早与医师联系。

(3)皮肤损伤：应保持床褥柔软、清洁、干燥，病人衣服柔软、宽松。对于长期卧床病人应加强皮肤护理，保持皮肤清洁、干燥，定时协助病人更换体位，按摩骨隆凸处，防止推、拉、扯强硬动作，以免皮肤完整性受损。如需使用热水袋取暖，水温不宜过高，40～50℃为宜，以免烫伤。

对于有阴囊水肿的男病人可用托带支托阴囊，保持会阴部皮肤清洁、干燥；水肿局部有液体外渗情况，要防止继发感染；注意观察皮肤有无发红、破溃等压疮发生，一旦发生压疮要积极给予减少受压、预防感染、促进愈合的护理措施。

9.健康指导

(1)治疗病因、预防诱因：指导病人积极治疗原发心血管疾病，注意避免各种诱发心力衰竭的因素，如呼吸道感染、过度劳累和情绪激动、钠盐摄入过多、输液过多过快等。育龄妇女注意避孕，要在医师的指导下妊娠和分娩。

(2)饮食要求：饮食要清淡、易消化、富营养，避免饮食过饱，少食多餐。戒烟、酒，多食蔬菜、水果，防止便秘。

(3)合理安排活动与休息：根据心功能的情况，安排适当体力活动，以利于提高心脏储备力，提高活动耐力，同时也帮助改善心理状态和生活质量。但避免重体力劳动，建议病人进行散步、打太极拳等运动，掌握活动量，以不出现心悸，气促为度，保证充分睡眠。

(4)服药要求：指导病人遵照医嘱按时服药，不要随意增减药物，帮助病人认识所服药物的注意事项，如出现不良反应及时到医院就医。

(5)坚持诊治：慢性心力衰竭治疗过程是终身治疗，应嘱病人定期门诊随访，防止病情发展。

(6)家属教育：帮助家属认识疾病和目前治疗方法、帮助病人的护理措施和心理支持的技巧，教育其要给予病人积极心理支持和生活帮助，使病人树立战胜疾病信心，保持情绪稳定。

三、急性心力衰竭

急性心力衰竭是指心肌遭受急性损害或心脏负荷突然增加，使心排血量急剧下降，导致组织灌注不足和急性淤血的综合征。以急性左心衰竭最常见，多表现为急性肺水肿或心源性休克。

【病因及发病机制】

急性广泛心肌梗死、高血压急症、严重心律失常、输液过多过快等原因。使心脏收缩力突然严重减弱，心排血量急剧减少或左室瓣膜性急性反流，左室舒张末压迅速升高，肺静脉回流不畅，导致肺静脉压快速升高，肺毛细血管压随之升高，使血管内液体渗入到肺间质和肺泡内，形成急性肺水肿。

【临床表现】

突发严重呼吸困难为特征性表现，呼吸频率达 30～40/min，病人被迫采取坐位，两腿下垂，双臂支撑以助呼吸，极度烦躁不安、大汗淋漓、口唇青紫、面色苍白。同时频繁咳嗽、咳大量粉红色泡沫痰。病情极重者可以出现意识模糊。

早期血压可以升高，随病情不缓解血压可降低直至休克；听诊可见心音较弱，心率增快，心尖部可闻及舒张期奔马律；两肺满布湿啰音和哮鸣音。

【治疗要点】

1.体位

置病人于两腿下垂坐位或半卧位。

2.吸氧

吸入高流量(6～8L/min)氧气,加入30%～50%乙醇湿化。对病情严重病人可采用呼吸机持续加压面罩给氧或双水平气道加压给氧,以增加肺泡内的压力,促进气体交换,对抗组织液向肺泡内渗透。

3.镇静

吗啡3～10mg皮下注射或静推,必要时每15min重复1次,可重复2～3次。老年病人须酌情减量或肌内注射。伴颅内出血、神志障碍、慢性肺部疾病时禁用。

4.快速利尿

呋塞米20～40mg静脉注射,在2min内推注完,4h可重复1次。呋塞米不仅有利尿作用,还有静脉扩张作用,利于肺水肿的缓解。

5.血管扩张药

血管扩张药应用过程中,要严密监测血压,用量要根据血压进行调整,收缩压一般维持在100mmHg左右,对原有高血压的病人血压降低幅度不超过80mmHg为度。

(1)硝普钠应用:硝普钠缓慢静脉滴注,扩张小动脉和小静脉,初始用药剂量为0.3μg/(kg·min),根据血压变化逐渐调整剂量,最大剂量为5μg/(kg·min),一般维持量50～100μg/min,因本药含有氰化物,用药时间不宜连续超过24h。

(2)硝酸甘油应用:硝酸甘油扩张小静脉,降低回心血量。初始用药剂量为10μg/min,然后每10min调整1次,每次增加初始用药剂量为5～10μg。

(3)酚妥拉明应用:酚妥拉明可扩张小动脉及毛细血管。静脉用药以0.1mg/min开始,每5～10min调整1次,增至最大用药剂量为1.5～2.0mg/min。

6.洋地黄类药物

可应用毛花苷C0.4mg缓慢静脉注射,2h后可酌情再给0.2～0.4mg。近期使用过洋地黄药物的病人,应注意洋地黄中毒。对于急性心肌梗死在24h内不宜使用,重度二尖瓣狭窄患者禁用。

7.平喘

氨茶碱可以解除支气管痉挛,并有一定的正性肌力及扩血管利尿作用。氨茶碱0.25mg加入100ml液体内静脉滴注,但应警惕氨茶碱过量,肝肾功能减退患者、老年人应减量。

(四)护理措施

1.保证休息

立即协助病人取半卧位或坐位休息,双腿下垂,以减少回心血量,减轻心脏前负荷。注意加强皮肤护理,防止因被迫体位而发生的皮肤损伤。

2.吸氧

一般吸氧流量为6～8L/min,加入30%～50%乙醇湿化,使肺泡内的泡沫表面张力降低破裂,增加气体交换的面积,改善通气。要观察呼吸情况,随时评估呼吸困难改善的程度。

3.饮食

给予高营养、高热量、少盐、易消化清淡饮食,少量多餐,避免食用产气食物。

4.病情观察

(1)病情早期观察:注意早期心力衰竭表现,一旦出现劳力性呼吸困难或夜间阵发性呼吸困难,心率增加、失眠、烦躁、尿量减少等症状,应及时与医师联系,并加强观察。如迅速发生极度烦躁不安、大汗淋漓、口唇青紫等表现,同时胸闷、咳嗽、呼吸困难、发绀、咯大量白色或粉红色泡沫痰,应警惕急性肺水肿发生,立即配合抢救。

(2)保持呼吸道通畅:严密观察病人呼吸频率、深度,观察病人的咳嗽情况,痰液的性状和量,协助病人咳嗽、排痰,保持呼吸道通畅。

(3)防止心源性休克:观察病人意识、精神状态,观察病人血压、心率的变化及皮肤颜色、温度变化。

(4)防止病情发展:观察肺部啰音的变化,监测血气分析结果。控制静脉输液速度,一般为每分钟 20～30 滴。准确液体出入量记录。

(5)心理护理:病人常伴有濒死感、焦虑和恐惧,应加强床旁监护,给予安慰及心理支持,以增加战胜疾病信心。医护人员抢救时要保持镇静,表现出忙而不乱,操作熟练,以增加病人的信任和安全感。避免在病人面前议论病情,以免引起误会,加剧病人的恐惧。必要时可留亲属陪伴病人。

(6)用药护理:应用吗啡时注意有无呼吸抑制、心动过缓;用利尿药要准确记录尿量,注意水、电解质和酸碱平衡情况;用血管扩张药要注意输液速度、监测血压变化;用硝普钠应现用现配,避光滴注,有条件者可用输液泵控制滴速;洋地黄制剂静脉使用时要稀释,推注速度宜缓慢,同时观察心电图变化。

第二节　心脏瓣膜病的护理

心脏瓣膜病是由于多种原因引起的单个或多个瓣膜的结构异常和功能异常,导致瓣口狭窄和(或)关闭不全。同时具有两个或两个以上瓣膜受损时,称为联合瓣膜病。风湿性心瓣膜病以二尖瓣狭窄伴主动脉瓣关闭不全最常见。

慢性风湿性心瓣膜病,简称风心病。是指急性风湿性心脏炎症反复发作后所遗留的心脏瓣膜病变,最常受累的是二尖瓣,其次是主动脉瓣。

风湿性心瓣膜病与甲族乙型溶血型链球菌反复感染有关,病人感染后对链球菌产生免疫反应,使心脏结缔组织发生炎症病变,在炎症的修复过程中,心脏瓣膜增厚、变硬、畸形、相互粘连致瓣膜的开放受到限制,阻碍血液正常流通,称为瓣膜狭窄;如心脏瓣膜因增厚、缩短而不能完全闭合,称为关闭不全。

一、二尖瓣疾病

(一)二尖瓣狭窄

【病因、病理】

二尖瓣狭窄的最常见病因是风湿热,近半数病人有反复链球菌感染病史如扁桃体炎、咽峡炎等。虽然青霉素在预防链球菌感染的应用,使风湿热、风湿性心瓣膜病的发病率下降,但是风湿性二尖瓣狭窄仍是我国主要的瓣膜病。急性风湿热后，需要两年多形成明显二尖瓣狭窄，急性风湿热多次发作较一次发做出现狭窄早。先天性畸形、结缔组织病也是二尖瓣狭窄的病因。

风湿热导致二尖瓣不同部位的粘连融合，导致二尖瓣狭窄，二尖瓣开放受限，瓣口截断面减少。二尖瓣终呈漏斗状，瓣口常为“鱼口”状。瓣叶钙化沉积常累及瓣环，使其增厚。

慢性二尖瓣狭窄可导致左心房扩大及房壁钙化，尤其在出现房颤时左心耳、左心房内易发生血栓。

【病理生理】

正常二尖瓣口的面积是4～6cm²，当瓣口面积减小到对跨瓣血流产生影响时，即定义为狭窄。二尖瓣狭窄可分为轻、中、重度三个狭窄程度，瓣口面积1.5cm²以上为轻度，1～1.5cm²为中度，＜1cm²为重度。测量跨瓣压差可以判断二尖瓣狭窄的程度。重度二尖瓣狭窄跨瓣压差显著增加，可达20mmHg。

随着瓣口的狭窄，当心室舒张时，血液自左房进入左室受阻，使左心房不能正常排空，致左心房压力增高，当严重狭窄时，左房压可高达25mmHg，才可使血流通过狭窄的瓣口充盈左室，维持正常的心排血量，左房压力升高，致使肺静脉压升高，肺的顺应性减少，出现劳力性呼吸困难、心率增快，左房压会更高。当有促使心率增快的诱因出现时，急性肺水肿被诱发。

左心房压力增高，肺静脉压升高，使肺小动脉收缩，最终导致肺血管的器质性闭塞性改变产生肺动脉高压、增加右室后负荷，使右心室肥大，甚至右心衰竭，出现体循环淤血的相应表现。

【临床表现】

1.症状

最常出现的早期症状是劳力性呼吸困难，常伴有咳嗽、咯血。首次出现呼吸困难常以运动、精神紧张、性交、感染、房颤、妊娠为诱因。随着瓣膜口狭窄加重，可出现阵发性夜间呼吸困难，严重时可导致急性肺水肿，咳嗽、咳粉红色泡沫痰。常出现心律失常是房颤，可有心悸、乏力、疲劳，甚至可有食欲减退、腹胀、肝区疼痛、下肢水肿症状。

部分病人首发症状为突然大量咯鲜血，并能自行止住，往往常见于严重二尖瓣狭窄病人。

2.体征

可出现面部两颧绀红、口唇轻度发绀，称“二尖瓣面容”。

心尖部可触及舒张期震颤；心尖部可闻及舒张期隆隆样杂音是最重要的体征；心尖部第一心音亢进及二尖瓣开放拍击音；肺动脉瓣区第二心音亢进、分裂。

3.并发症

(1)房颤：是早期常见的并发症，亦是病人就诊的首发症状。房颤发生率随左房增大和年龄增长而增加。发生前常出现房性期前收缩，初始是阵发性房扑和房颤，之后转为慢性房颤。

(2)急性肺水肿：是重度二尖瓣狭窄的严重并发症，如不及时救治，可能致死。

(3)血栓栓塞：约有20%病人发生体循环栓塞，偶尔为首发症状。发生栓塞的80%病人是有房颤病史。血栓脱落引起周围动脉栓塞，以脑动脉栓塞常见。左心房带蒂球形血栓或游离漂浮球形血栓可能突然阻塞二尖瓣口，导致猝死。而肺栓塞发生常是房颤或右心衰竭时，在右房有附壁血栓形成脱落所致。

发生血栓栓塞的危险因素有:①房颤。②直径>55mm 的大左心房。③栓塞史。④心排血量明显降低。

(4)右心衰竭:是晚期常见并发症,也是二尖瓣狭窄主要死亡原因。

(5)感染:因本病病人常有肺淤血,极易出现肺部感染。

【实验室检查】

1.X 线

左房增大,后前位见左缘变直,右缘双心房影。左前斜位可见左主支气管上抬,右前斜位可见食管下端后移等。

2.心电图

二尖瓣狭窄重者可有“二尖瓣型 P 波”,P 波宽度>0.12s,并伴有切迹。

3.超声心动图

是明确诊断和量化的可靠方法。

4.心导管检查

当临床表现、体征与超声心动图检查的二尖瓣口面积不一致,而且考虑介入或手术治疗时,可进行心导管检查,正确判断狭窄程度。

【治疗原则】

内科治疗以保持和改善心脏代偿功能、积极预防及控制风湿活动及并发症发生为主。有风湿活动的病人应长期应用苄星青霉素肌内注射 120 万 U/月。无症状者要避免剧烈活动和诱发并发症的因素。

外科手术是治疗本病的根本方法,如二尖瓣交界分离术、人工心瓣膜置换术等。对于中、重度单纯二尖瓣狭窄,瓣叶无钙化,瓣下组织无病变,左房无血栓的病人,也可应用经皮瓣膜球囊扩张术介入治疗。

(二)二尖瓣关闭不全

【病因、病理】

心脏收缩期二尖瓣的关闭要依靠二尖瓣的瓣叶、瓣环、腱索、乳头肌和左心室的结构及功能的完整性,任何部分出现异常均可导致二尖瓣关闭不全。

1.瓣叶

风湿热损害最常见,约占二尖瓣关闭不全病人 1/3,女性为多见。风湿性病变造成瓣膜僵硬、变性,瓣缘卷缩,瓣膜交界处的粘连融合,导致二尖瓣关闭不全。

各种原因所致二尖瓣脱垂,心脏收缩时进入左心房影响二尖瓣的关闭;感染性心内膜炎、肥厚型心肌病、先天性心脏病心内膜垫缺损均能使瓣叶结构及功能损害,导致二尖瓣关闭不全。

感染性心内膜炎、二尖瓣创伤性损伤、人工瓣损伤等都可造成瓣叶穿孔,发生急性二尖瓣关闭不全。

2.瓣环

各种原因引起的左室增大或伴有左心衰竭,都可使瓣环扩大,导致二尖瓣关闭不全。但随心脏缩小、心功能改善，二尖瓣关闭不全情况也会改善。

二尖瓣环钙化和退行性变，多发生于老年女性病人，亦导致二尖瓣关闭不全。严重二尖瓣环钙化累及传导系统，可引起不同程度的房室或室内传导阻滞。

3.腱索

先天性或各种继发性的腱索病变，如腱索过长、腱索的粘连挛缩或断裂，均可导致二尖瓣关闭不全。

4.乳头肌

冠状动脉灌注不足致使乳头肌血供不足，使其功能失调，导致二尖瓣关闭不全。如是暂时性乳头肌缺血，出现二尖瓣关闭不全也是短暂的。乳头肌坏死是心肌梗死的常见并发症，会造成永久性二尖瓣关闭不全。虽然乳头肌断裂发生率低，但一旦发生，即可出现严重致命的二尖瓣关闭不全。

乳头肌脓肿、肉芽肿、淀粉样变和结节病等，也是二尖瓣关闭不全的病因。一侧乳头肌缺如、降落伞二尖瓣综合征等先天性乳头肌畸形，也可使二尖瓣关闭不全。

【病理生理】

心室收缩时，二尖瓣关闭不全，部分血液反流入左心房，使左心房承接肺静脉和反流的血液，而使左房压力增高，心室舒张期左心房有过多的血液流入左心室，左心室压力增高，导致左心房和左心室代偿性肥大。当左室功能失代偿，不仅心搏出量减少，而且加重反流，导致左房进一步扩大，最后引起左心衰竭，出现急性肺水肿，继之肺动脉高压。持续肺动脉高压又必然导致右心衰竭，最终为全心衰竭。

【临床表现】

1.症状

轻者可无症状，风心病病人可从首次风湿热后，无症状期常可超过20年。重者出现左心功能不全的表现如疲倦、心悸、劳力性呼吸困难等，后期可出现右心功能不全的表现。

急性二尖瓣关闭不全，轻度反流可有轻度的劳力性呼吸困难。重度反流如乳头肌断裂，将立刻发生急性左心衰竭，甚至发生急性肺水肿或心源性休克。

2.体征

心脏搏动增强并向左下移位；心尖区全收缩期粗糙吹风样杂音是最重要体征，第一心音减弱，肺动脉瓣区第二心音亢进。

3.并发症

二尖瓣关闭不全的并发症与二尖瓣狭窄的并发症相似，但心力衰竭情况出现较晚。感染性心内膜炎较二尖瓣狭窄常见；房颤、血栓栓塞较二尖瓣狭窄少见。

急性二尖瓣关闭不全，重度反流，可短期内发生急性左心衰竭，甚至发生急性肺水肿或心源性休克，预后差。

【实验室检查】

1.X线

左房增大，伴肺淤血。重者左房左室增大，可有间质性肺水肿征。左侧位、右前斜位可见因二尖瓣环钙化而出现的致密、粗的C形阴影。

2.心电图

急性者常见有窦性心动过速。重者可有左房增大左室肥厚,ST-T 非特异改变。也可有右心室肥厚征,常出现房颤。

3.超声心动图

脉冲式多普勒超声、彩色多普勒血流显像明确诊断的敏感性高。

4.放射性核素心室造影

通过左心室与右心室心搏量的比值评估反流程度,当比值>2.5 则提示严重反流。

5.左心室造影

左心室造影是二尖瓣反流程度的“金标准”,通过观察收缩期造影剂反流入左心房的量,评估二尖瓣关闭不全的轻重程度。

【治疗原则】

1.急性

治疗的目的是降低肺静脉压,增加心排血量,纠正病因。内科治疗一般为术前过渡措施,降低心脏的前后负荷,减轻肺淤血,减少反流,增加心排血量。外科治疗是根本措施,根据病因、病情情况、反流程度和对药物治疗的反应,进行不同手术方式。

2.慢性

内科治疗

(1)无症状、心功能正常者无须特殊治疗,应定期随访。

(2)预防感染性心内膜炎;风心病病人应预防风湿活动。

(3)房颤处理如二尖瓣狭窄,但除因心功能恶化需要恢复窦性心律外,多数只需控制心室率。慢性房颤、有栓塞史或左房有血栓的病人,应长期抗凝治疗。

外科治疗是恢复瓣膜关闭完整性的根本措施。为保证手术效果,应在发生不可逆的左心室功能不全之前进行。手术方法有瓣膜修补术和人工瓣膜置换术两种。

二、主动脉瓣疾病

(一)主动脉瓣狭窄

【病因、病理】

1.风心病

风湿性炎症使主动脉瓣膜交界处粘连融合,瓣叶纤维化、钙化、僵硬、挛缩畸形,造成瓣口狭窄。同时伴有主动脉瓣关闭不全和二尖瓣狭窄。

2.先天性畸形

先天性二尖瓣畸形是最常见的先天性主动脉瓣狭窄的病因,而且二尖瓣畸形易并发感染性心内膜炎。成年期形成的椭圆或窄缝形狭窄瓣口,是成人孤立性主动脉瓣狭窄的常见原因。

3.退行性病变

退行性老年钙化性主动脉瓣狭窄,常见于 65 岁以上老人,常伴有二尖瓣环钙化。

【病理生理】

由于主动脉瓣狭窄,使左心室后负荷加重,收缩期排血受阻而使左心室肥大,导致左心功能不全。

主动脉瓣狭窄严重时可以引起心肌缺血，其机制为：

(1)左心室肥大、心室收缩压升高、射血时间延长，增加心肌耗氧量。

(2)左心室肥大，心肌毛细血管密度相对减少。

(3)心腔内压力在舒张期增高，压迫心内膜下冠状动脉。

(4)左心室舒张末压升高使舒张期主动脉-左心室压差降低，冠状动脉灌注压降低。后两条造成冠状动脉血流减少。供血减少，心肌耗氧量增加，如果有运动等负荷因素，就可出现心肌缺血症状。

【临床表现】

1.症状

劳力性呼吸困难、心绞痛、晕厥是主动脉瓣狭窄典型的三联征。劳力性呼吸困难为晚期肺淤血引起的首发症状，进一步可发生夜间阵发性呼吸困难、端坐呼吸，甚至急性肺水肿。心绞痛常因运动等诱发，休息后缓解。晕厥多数发生于直立、运动中或后即刻，少数也有在休息时发生。

2.体征

主动脉瓣区可闻及响亮、粗糙的收缩期吹风样杂音是主动脉瓣狭窄最重要的体征，可向颈部传导。主动脉瓣区可触及收缩期震颤。

3.并发症

(1)心律失常：约10%病人可发生房颤，将导致临床表现迅速恶化，可出现严重的低血压、晕厥、肺水肿。心肌供血不足时可发生室性心律失常。病变累及传导系统可致房室传导阻滞。室性心律失常、房室传导阻滞常是导致晕厥，甚至猝死的原因。

(2)心脏性猝死：一般发生在有症状者。

(3)感染性心内膜炎：虽不常见，但年轻病人较轻的瓣膜畸形也比老年钙化性瓣膜狭窄的病人，发生感染性心内膜炎的危险性大。

(4)心力衰竭：可见左心衰竭。因左心衰竭发生后，自然病程明显缩短，因而少见终末期的右心衰竭。

(5)消化道出血：出血多为隐匿性慢性，多见于老年瓣膜钙化病人，手术根治后出血常可停止。

(6)栓塞：少见。

【实验室检查】

1.X线

心影正常或左心房、左心室轻度增大，升主动脉根部可见狭窄后扩张。重者可有肺淤血征。

2.心电图

重度狭窄者左心房增大、左心室肥厚并有ST-T改变。可有房颤、房室传导阻滞、室内阻滞及室性心律失常。

3.超声心动图

是明确诊断、判断狭窄程度的重要方法。特别二维超声心动图探测主动脉瓣异常十分敏感,有助于确定狭窄的病因,但不能准确定量狭窄程度。应用连续波多普勒,测定通过主动脉瓣的最大血流速度,计算出跨膜压和瓣口面积。

4.心导管检查

当超声心动图不能确定狭窄程度,又要进行外科手术治疗,应进行心导管检查。常以左心室-主动脉收缩期压差,判断狭窄程度,平均压>50mmHg 或峰压≥70mmHg 为重度狭窄。

【治疗原则】

1.内科治疗

治疗目的是明确狭窄程度,观察进展情况,选择合理手术时间。

(1)感染:预防感染性心内膜炎;预防风湿热活动。

(2)心律失常:积极治疗心律失常,预防房颤,一旦出现房颤,应及时转为窦性心律。

(3)心绞痛:可用硝酸酯类药治疗心绞痛。

(4)心力衰竭:限制钠盐摄入,谨慎使用洋地黄和利尿药药物,不可使用作用于小动脉的血管扩张药,避免使用β受体阻滞药等负性肌力药物。

(5)无症状:无症状的轻度狭窄病人要每 2 年复查 1 次。中、重度狭窄的病人每 6～12 个月复查 1 次,同时要避免剧烈体力活动。

2 介入治疗

经皮球囊主动脉瓣成形术与经皮球囊二尖瓣成形术不同,临床应用范围局限。另外经皮球囊主动脉瓣成形术不能代替人工瓣膜置换术,只对高危病人在血流动力学方面产生暂时的轻微的益处,不能降低死亡率。

3.外科治疗

人工瓣膜置换术是治疗成人主动脉瓣狭窄的主要方法。儿童、青少年的非钙化性先天性主动脉瓣严重狭窄者,可在直视下行瓣膜交界处分离术。

(二)主动脉瓣关闭不全

【病因、病理】

主要由于主动脉瓣和(或)主动脉根部疾病所致。

1.急性

(1)创伤:造成升主动脉根部、瓣叶的损伤。

(2)主动脉夹层:使主动脉瓣环扩大、一个瓣叶被夹层挤压、瓣环或瓣叶被夹层血肿撕裂,常发生在马方综合征、特发性升主动脉扩张、高血压、妊娠。

(3)感染性心内膜炎:致使主动脉瓣膜穿孔、瓣周脓肿。

(4)人工瓣膜撕裂。

2.慢性

(1)主动脉瓣疾病:绝大部分病人的主动脉瓣关闭不全是由于风心病所致,单纯主动脉瓣关闭不全少见,常因瓣膜交界处伴有程度不同狭窄,常合并二尖瓣损害。感染性心内膜炎是单纯性主动脉瓣关闭不全的常见病因,赘生物使瓣叶损害、穿孔,瓣叶结构损害、脱垂及赘生物介于瓣叶之间,均影响主动脉瓣关闭。即便感染控制,瓣叶纤维化、挛缩也继续发展。临床上表现为急性、亚急性、慢性主动脉瓣关闭不全。先天性畸形,其中在儿童期出现主动脉瓣关闭不全，二叶主动脉瓣畸形是单纯性主动脉瓣关闭不全的 1/4。室间隔缺损也可引起主动脉瓣关闭不全。主动脉瓣黏液样变，瓣叶舒张期脱垂入左心室，致使主动脉瓣关闭不全。强直性脊柱炎也可瓣叶受损，出现主动脉瓣关闭不全。

（2）主动脉根部扩张疾病：造成瓣环扩大，心脏舒张期瓣叶不能对合。如梅毒性主动脉炎、马方综合征、特发性升主动脉扩张、重症高血压和（或）动脉粥样硬化而导致升主动脉瘤以及强直性脊柱炎造成的升主动脉弥漫性扩张。

【病理生理】

由于主动脉瓣关闭不全，在舒张期左心室接受左心房流入的血液及主动脉反流来的血液，使左心室代偿性肥大和扩张，逐渐发生左心衰竭，出现肺淤血。

左心室心肌重量增加使心肌耗氧量增加，主动脉舒张压低致使冠状动脉血流减少，两方面造成心肌缺血，使左心室心肌收缩功能降低。

【临床表现】

1.症状

轻者可无症状。重者可有心悸，心前区不适、心绞痛、头部强烈的震动感，常有体位性头晕。晚期可发生左心衰竭。急性病人重者可出现低血压和急性左心衰竭。

2.体征

第二主动脉瓣区可听到舒张早期叹气样杂音。颈动脉搏动明显；脉压增大；周围血管征常见，如点头征（De Musset 征）、颈动脉和桡动脉扪及水冲脉、股动脉枪击音（Traube 征）、股动脉听诊可闻及双期杂音（Duroziez 征）和毛细血管搏动征。主动脉根部扩大病人，在胸骨右侧第 2、3 肋间可扪及收缩期搏动。

3.并发症

常见的是感染性心内膜炎；发生心力衰竭急性病人出现早，慢性病人则出现于晚期；可出现室性心律失常，但心脏性猝死少见。

【实验室检查】

1.X 线

急性期可有肺淤血或肺水肿征。慢性期左心房、左心室增大，升主动脉继发性扩张。并可累及整个主动脉弓。左心衰竭时可有肺淤血征。

2.心电图

急性者常见有窦性心动过速和 ST-T 非特异改变，慢性者可有左心室肥厚。

3.超声心动图

M 型显示二尖瓣前叶或室间隔舒张期纤细扑动，是可靠诊断征象。急性病人可见二尖瓣期前关闭，主动脉瓣舒张期纤细扑动是瓣叶破裂的特征。

4.放射性核素心室造影

可以判断左心室功能；根据左、右心搏量比值估测反流程度。

5.磁共振显像

诊断主动脉疾病极为准确，如主动脉夹层。

6.主动脉造影

当无创技术不能确定反流程度，并准备手术治疗时，可采用选择性主动脉造影，半定量反流程度。

【治疗原则】

1.急性

外科人工瓣膜置换术或主动脉瓣修复术是根本的措施。内科治疗目的是降低肺静脉压，增加心排血量，稳定血流动力学。

2.慢性

(1)内科治疗：积极控制感染；预防感染性心内膜炎；预防风湿热。应用青霉素治疗梅毒性主动脉炎。当舒张压>90mmHg时需用降压药。左心衰竭时应用血管紧张素转换酶抑制药和利尿药，需要时可加用洋地黄类药物。心绞痛可使用硝酸酯类药物。积极控制心律失常，纠正房颤。无症状的轻度、中度反流病人应限制重体力活动，每1～2年复查1次。无症状的中度主动脉瓣关闭不全和左室扩大者，也需使用血管紧张素转换酶抑制药，延长无症状期。

(2)外科治疗：人工瓣膜置换术或主动脉瓣修复术是严重主动脉瓣关闭不全的主要治疗方法，为不影响手术后的效果，应在不可逆心功能衰竭发生之前进行，但须遵守手术适应证，避免过早手术。

三、心瓣膜疾病护理措施

(一)活动与休息

按心功能分级安排适当的活动，合并主动脉病变者应限制活动，风湿活动时卧床休息，活动时出现不适，应立即停止活动并给予吸氧3～4L/min。

(二)饮食护理

给予高热量、高蛋白、高维生素易消化饮食，以协助提高机体抵抗力。

(三)病情观察

1.体温观察

定时观测体温，注意热型，体温超过38.5℃时给予物理降温，半小时后测量体温并记录降温效果。观察有无风湿活动的表现，如皮肤出现环形红斑、皮下结节、关节红肿疼痛等。

2.心脏观察

观察有无心力衰竭的征象，监测生命体征和肺部、水肿、肝大的体征，观察有无呼吸困难、乏力、尿少、食欲减退等症状。

3.评估栓塞

借助各项检查评估栓塞的危险因素，密切观察有无栓塞征象，一旦发生应立即报告医师，给予溶栓、抗凝治疗。

(四)风湿的预防与护理

注意休息，病变关节应制动、保暖，避免受压和碰撞，可用局部热敷或按摩，减轻疼痛，必要时遵医嘱使用止痛药。

(五)心衰的预防与护理

避免诱因，积极预防呼吸道感染及风湿活动，纠正心律失常，避免劳累、情绪激动。严格控制入量及输液滴速，如发生心力衰竭置病人半卧位，给予吸氧，给予营养易消化饮食，少量多餐。保持大便通畅。

（六）防止栓塞发生

1.预防措施

鼓励与协助病人翻身，避免长时间蹲、坐，勤换体位，常活动下肢，经常按摩、用温水泡脚，以防发生下肢静脉血栓。

2.有附壁血栓形成病人护理

应绝对卧床，避免剧烈运动或体位突然改变，以免血栓脱落，形成动脉栓塞。

3.观察栓塞发生的征兆

脑栓塞可引起言语不清、肢体活动受限、偏瘫；四肢动脉栓塞可引起肢体剧烈疼痛、皮肤颜色及温度改变；肾动脉栓塞可引起剧烈腰痛；肺动脉栓塞可引起突然剧烈胸痛和呼吸困难、发绀、咯血、休克等。

（七）亚急性感染性心内膜炎的护理

应做血培养以查明病原菌；注意观察体温、新出血点、栓塞等情况。注意休息，合理饮食，补充蛋白质和维生素，提高抗病能力。

（八）用药护理

遵医嘱给予抗生素、抗风湿热药物、抗心律失常药物及抗凝治疗，观察药物疗效和副作用。如阿司匹林导致的胃肠道反应，柏油样便，牙龈出血等副作用；观察有无皮下出血、尿血等；注意观察和防止口腔黏膜及肺部有无二重感染；严密观察病人心率/律变化，准确应用抗心律失常药物。

（九）健康教育

1.解释病情

告诉病人及家属此病的病因和病程发展特点，将其治疗长期性和困难讲清楚，同时要给予鼓励，建立信心。对于有手术适应证的病人，要劝病人择期手术，提高生活质量。

2.环境要求

居住环境要避免潮湿、阴暗等不良条件，保持室内空气流通，温暖干燥，阳光充足，防风湿复发。

3.防止感染

在日常生活中要注意适当锻炼，注意保暖，加强营养，合理饮食，提高机体抵抗力，加强自我保健，避免呼吸道感染，一旦发生，应立即就诊、用药治疗。

4.避免诱发因素

协助病人做好休息及活动的安排，避免重体力劳动、过度劳累和剧烈运动。要教育病人家属理解病人病情并要给予照顾。

要劝告反复发生扁桃体炎病人，在风湿活动控制后2～4个月可手术摘除扁桃体。在拔牙、内镜检查、导尿、分娩、人工流产等手术前，应告诉医师自己有风心病史，便于预防性使用抗生素。

5.妊娠

育龄妇女要在医师指导下，根据心功能情况，控制好妊娠与分娩时机。对于病情较重不能妊娠与分娩病人，做好病人及配偶的心理工作，接受现实。

6.提高病人依从性

告诉病人坚持按医嘱服药的重要性，提供相关健康教育资料。同时告诉病人定期门诊复诊，对于防止病情进展也是重要的。

第三节　心绞痛的护理

心绞痛是一种冠状动脉供血不足，导致心肌急剧的、暂时性缺血与缺氧所引起的，以发作性胸痛或胸部不适为主要表现的临床综合征。

【临床表现】

(1)以发作性胸痛为主要临床表现，疼痛的特点为：

1)部位：位于胸骨体上段或中段之后方，可波及心前区，有手掌大小范围，界限不很清楚。常放射到左肩、左臂内侧达无名指和小指，或至咽、颈、背、上腹部等。

2)性质：压迫'性不适或为紧缩、发闷、阻塞、烧灼感，偶伴濒死感。

3)诱因：常因体力劳动或情绪激动而诱发，也可在饱餐、寒冷、阴雨天气、吸烟时发病。

4)持续时间：疼痛多于停止原来的活动后或含服硝酸甘油后1～5min内缓解。

(2)平时一般无异常体征。心绞痛发作时常见面色苍白、表情焦虑、皮肤冷或出汗、血压升高、心率增快。有时心尖部可出现第四心音、一过性收缩期杂音。

【评估要点】

1.一般情况

了解病人是否患有高血压病、糖尿病、高脂血症，是否摄入过高热量、脂类，是否吸烟，运动情况以及心理反应等。

2.专科情况

(1)疼痛的部位、性质、程度、持续时间和用药后疼痛有无缓解。

(2)心电图演变过程。疼痛发作时与静息状态下心电图对比，有无ST段降低，T波倒置。

(3)评估活动受限程度：评估心绞痛的发作过程，找出诱发疼痛的体力活动类型及活动量。

3.实验室及其他检查

(1)心脏X线检查：无异常发现或见心影增大、肺充血等。

(2)心电图：绝大多数病人可出现心肌缺血引起的ST段移位，T波低平或倒置，ST段压低。变异型心绞痛发作时有关导联ST段抬高。

(3)运动负荷实验：运动可增加心脏负荷以激发心肌缺血。运动中示波监视和记录心电图，运动后即刻、2分钟、4分钟、6分钟、8分钟重复记录心电图，心电图改变主要是以ST段水平型或下斜型压低≥0.1mv，持续0.08s为阳性标准。

(4)放射性核素检查：冠状动脉供血不足部位的心肌显示明显的灌注缺损。

(5)冠状动脉造影:可发现各支冠状动脉狭窄性病变的部位并估计其程度。

【护理诊断/问题】

1.疼痛

与心肌缺血、缺氧有关。

2.活动无耐力

与心肌氧的供需失调有关。

3.知识缺乏

缺乏控制诱发因素及预防性药物应用知识。

4.潜在并发症

心肌梗死。

【护理措施】

1.休息

疼痛发作时立即让病人停止活动、卧床休息,安慰其不要紧张和恐惧。

2.吸氧

持续低流量吸氧,纠正缺氧状况,减轻疼痛。

3.饮食

低盐、低脂饮食,避免饱餐,戒烟,控制饮酒。

4.心理护理

用浅显易懂的语言向病人讲解疾病的病因、诱发因素、临床表现及预后情况,避免情绪急躁,保持心情舒畅,积极配合治疗。

5.用药护理

给予硝酸甘油或硝酸异山梨酯舌下含服,若服药后3～5min仍不缓解,可再服1片。对于心绞痛发作频繁或含服硝酸甘油效果差的病人,遵医嘱静滴硝酸甘油,监测血压和心率的变化,注意滴速的调节,并嘱病人及家属切不可擅自调节滴速,以免造成低血压。部分病人用药后可出现面部潮红、头部涨痛、头晕、心动过速、心悸等不适,应告诉病人是由于药物导致血管扩张造成的,以解除其顾虑。

6.病情观察

严密监测病人心率、血压、呼吸的变化,了解心绞痛发作的诱因、发作次数、程度、持续时间等。

7.活动原则

鼓励病人参加适当的体力劳动和体育锻炼,最大运动量以不致发生疼痛症状为度。

8.活动中不良反应的观察与处理

观察病人在活动中有无呼吸困难、胸痛、脉搏过快等反应,一旦出现上述症状,应立即停止活动,并给予积极地处理,如含服硝酸甘油、吸氧。

【健康教育】

(1)告诉病人应摄入低热量、低脂、低胆固醇、低盐、高纤维素饮食,保持大便通畅,戒烟酒,肥胖者控制体重。调整日常生活与工作量，适当参加体力劳动和身体锻炼。

(2)指导病人避免诱发心绞痛的因素及发作时应采取的方法。冠心病病人平时要注意避免各种发病诱因，保持情绪稳定，大便通畅，禁止大量饮酒及饮烈性酒，戒烟，不饮浓茶和咖啡，积极治疗高血压和糖尿病。心绞痛发作时，应立即休息，含服硝酸甘油类药物。

(3)坚持按医嘱服药，自我监测药物的不良反应。

(4)定期进行心电图、血糖、血脂检查，积极治疗高血压、糖尿病、高脂血症。

(5)告诉病人洗澡时应让家属知道，且不宜在饱餐或饥饿时进行，水温勿过冷过热，时间不宜过长，门不要上锁，以防发生意外。

(6)嘱病人如疼痛比以往频繁、程度加重、服用硝酸甘油不易缓解、伴出冷汗等，应即刻由家属护送到医院就诊，警惕心肌梗死的发生。

第四节　心肌梗死的护理

心肌梗死是心肌缺血性坏死。为在冠状动脉病变的基础上发生冠状动脉血供急剧减少或中断，使相应的心肌严重而持久的急性缺血导致心肌坏死。本病病人男性多于女性，男女之比为2∶1～5∶1。40岁以上占绝大多数。冬春两季发病较高，北方地区较南方地区为多。其发病的危险因素有原发性高血压、高脂血症、糖尿病、吸烟等。

【临床表现】

1.先兆

50%～81.2%的病人在起病前数日至数周有乏力、胸部不适、活动时心悸、气急、烦躁等前驱症状，其中以初发型心绞痛和恶化型心绞痛最为突出。心绞痛发作较以往频繁、性质较剧、持续较久、硝酸甘油疗效差、诱发因素不明显。

2.症状

(1)疼痛：是最先出现的症状。其部位和性质与心绞痛相似，但多数无明显诱因，常发生于安静时，程度剧烈，呈难以忍受的压榨、窒息或烧灼样，伴有大汗、烦躁不安、恐惧及濒死感，持续时间可长达数小时或数天，服硝酸甘油无效。部分病人疼痛可向上腹部、下颌、颈部、背部放射而被误诊。少数心肌梗死病人可无疼痛，开始即表现为休克或急性心力衰竭。

(2)全身症状：有发热，体温可升高至38℃左右，持续约1周，伴心动过速或过缓。

(3)胃肠道症状：疼痛剧烈时常伴频繁的恶心、呕吐和上腹胀痛，肠胀气亦不少见。

(4)心律失常：见于75%～95%的病人多发生在起病1～2周内，尤以24h内最多见。以室性心律失常多见，尤其是室性期前收缩。

(5)休克：主要为心源性休克，因心肌广泛坏死，心排血量急剧下降所致。休克多在起病后数小时至1周内发生，发生率20%左右。

(6)心力衰竭：主要为急性左心衰竭，可在起病最初几天内发生，或在梗死演变期出现，为梗死后心肌收缩力显著减弱或不协调所致。其发生率为32%～48%。

3.心脏浊音界

可正常或轻至中度增大。心率可增快也可减慢，心律不齐；心尖部第一心音减弱，可闻及第四心音奔马律，部分病人在心前区可闻及收缩期杂音或喀喇音，为二尖瓣乳头肌功能失调或断裂所致；亦有部分病人在起病2～3d出现心包摩擦音。可有各种心律失常。除急性心肌梗死早期血压可增高外，几乎所有病人都有血压降低。当伴有心律失常、休克、心力衰竭时可出现相应体征。

【评估要点】

1.一般情况

评估有无冠心病的危险因素，如肥胖、高血压、糖尿病、高脂血症、吸烟等。主要观察生命体征、心律、心率变化。

2.专科情况

(1)心前区疼痛的剧烈程度：此次胸痛发作的特征，并与以往心绞痛发作相比较，观察疼痛持续时间、性质、放射部位，是否有大汗，服用硝酸甘油后是否缓解。有无发热、恶心、呕吐、腹痛等伴随症状，是否有心律失常、休克、心力衰竭等表现。

(2)血清心肌酶：观察酶峰有无提前。

(3)心电图演变过程：观察抬高的ST段有无下移。

3.实验室及其他检查

(1)心电图：有Q波心肌梗死心电图的特点为：宽而深的Q波，ST段抬高呈弓背向上，T波倒置。心内膜下心肌梗死时，无病理性Q波，有普遍性ST段压低≥0.1mv。急性心肌梗死，有心电图的动态演变过程。

(2)超声心动图：心肌梗死时，可出现心室壁运动减弱，通过超声判断是否有室壁瘤形成。

(3)血清心肌酶增高：①肌酸磷酸激酶在起病6h内升高，24h达高峰，3～4d恢复正常。②谷-草转氨酶在起病6～12h后升高，24～48h达高峰，3～6d后降至正常。③乳酸脱氢酶在起病8～10h后升高，达到高峰时间在2～3d，持续1～2周才恢复正常。

【护理诊断/问题】

1.疼痛

与心肌缺血坏死有关。

2.活动无耐力

与氧的供需失调有关。

3.恐惧

与剧烈疼痛产生濒死感、处于监护病室的陌生环境有关。

4.有便秘的危险

与进食少、活动少、不习惯床上排便有关。

5.潜在并发症

心律失常、心力衰竭。

【护理措施】

1.休息

谢绝探视,必要时用镇静药物辅助。第1～3d,绝对卧床休息,大小便应保持卧位,可协助病人翻身。第4～6d,可在床上进行上下肢的被动和主动活动。第2周可床上活动,主动握拳,伸腿,逐渐抬高床头至坐起,根据病情可逐渐离床站立,室内行走,大小便自理。活动量要根据病人具体情况而定,如有并发症,老年体弱者可酌情延长卧床时间。在活动过程中,注意询问病人的感受,观察心率、血压的变化,如有不适,立即停止活动。

2.吸氧

供给足够的氧气,1～3d内应持续吸氧,以后根据病情可间断吸氧,2～4L/min,以提高动脉氧分压,限制梗死范围扩大,并间接起到止痛、镇静作用。

3.饮食

因病人心功能下降,心搏血量减少,加上绝对卧床,胃肠蠕动减弱,消化功能降低,故宜进低脂、低胆固醇、清淡易消化的饮食。少量多餐,保证热量供应,避免饱食增加心脏负担。

4.心理护理

疼痛、焦虑、恐惧可引起交感神经兴奋,心率加快、心律失常甚至引起猝死。也有的病人对本病的认识不足,过早活动,不能配合治疗,以致发生意外,所以要耐心、细致进行心理护理,安慰病人,加强床旁巡视,让病人放心,使之正确对待疾病,积极配合治疗。

5.止痛

遵医嘱给予止痛剂、血管扩张剂等,及时缓解病人疼痛,并随时询问疼痛的变化情况。

6.病情观察

密切观察病人神志、心率、心律、血压、呼吸的变化。及时记录报告病人对胸部不适的叙述、位置、时间、放射部位及诱发因素。

7.心电监护

严密观察病人的心律、心率的变化,及时发现各种心律失常并通知医生及时处理。如下壁心肌梗死极易出现房室传导阻滞,前壁心肌梗死易出现室性期前收缩、房扑、室颤等。充分保证静脉通道以供急救时静脉给药,准备好所有急救药品及仪器。

8.保持大便通畅

发病后1周内,常因病人不习惯卧床排便及活动量减少而发生便秘,可食香蕉、蜂蜜润肠,食用粗纤维食物,必要时酌情给予缓泻剂,并辅助于腹部按摩,排便时可使用开塞露,严禁用力。

9.溶栓病人的护理

要仔细检查病人皮肤、黏膜和插管部位等有无出血。注意呕吐物和排泄物的颜色。静脉输液应选择容易压迫止血的部位穿刺,肌内注射易选用细针头。溶栓治疗前或治疗过程中应尽量避免动脉穿刺。

【应急措施】

1.持续疼痛

使病人保持安静,尽快解除疼痛,可选用哌替啶50～100mg肌内注射或吗啡5～10mg皮下注射，必要时1～2h后再注射1次，以后每4～6h可重复应用，注意呼吸功能的抑制。疼痛较轻者可选用罂粟碱30～60mg肌内注射或入壶。

2.严重心律失常

备好除颤器，发生心室颤动，尽快采用非同步电除颤，室性心动过速药物疗效不满意时也应及早同步直流电复律。

3.急性左心衰竭

协助病人取坐位，30%～50%的酒精湿化吸氧。遵医嘱及时应用吗啡(或哌替啶)、利尿剂、血管扩张剂等。

4.猝死

及时进行心肺复苏，挽救病人生命。

【健康教育】

(1)调整和改变以往的生活方式：低糖、低脂、低胆固醇饮食，肥胖者限制热量摄入，控制体重；戒烟酒；克服急躁、焦虑情绪，保持乐观、平和的心情；避免饱餐，防止便秘；按时服药，定期复查等。

(2)告诉家属，病人生活方式的改变需要家属的积极配合与支持，家人应给病人创造一个良好的身心休养环境。

(3)建议病人出院后继续康复门诊随访，进行康复治疗。合理安排休息与活动，保证足够的睡眠，适当参加力所能及的体力活动。

(4)指导病人遵医嘱服用β受体阻滞剂、血管扩张剂、钙通道阻滞剂、降血脂药及抗血小板药物等。

第四章　神经系统疾病的护理

神经系统是人体结构中主要的系统之一，它的功能是调节全身器官的活动以保持机体的统一与完整，也就是整合作用。神经系统在体内起着管理、支配和调整其他系统各器官的功能，从而统一整体活动，使之适应客观环境的作用。

第一节　意识障碍

意识障碍是指觉醒水平、知觉、注意、定向、思维、判断、理解、记忆等心理活动一时性或持续性的障碍。凡导致脑干网状结构上行激活系统或广泛大脑皮质损害的各种原因，如脑组织缺血一缺氧、外伤、急性脑卒中、颅内占位性病变、中枢神经感染、代谢性疾病、中毒、中暑，系统性疾病等均可引起意识障碍。意识障碍约占急诊患者的10%。

【发生机制】

意识是脑干、间脑和大脑皮质之间结构上相互密切联系和功能上互相影响的结果。上行网状激动系统(ARAS)是维持大脑皮质的兴奋性，使机体处于觉醒状态，从而保持意识存在的主要结构，其功能障碍和结构的损伤是意识障碍的主要机制。

1.ARAS受损

颅内疾病及长时间的代谢紊乱和毒素的积聚均可损害ARAS的结构而引起意识障碍。

(1)ARAS的兴奋主要依靠三叉神经感觉主核以上水平的传入冲动来维持，当该部位受损后，由特异性上行传导系统的侧支传向ARAS的神经冲动被阻断，ARAS的兴奋性下降，导致意识障碍。

(2)中脑网状结构-间脑-大脑皮质-中脑网状结构之间构成的正反馈环路遭到破坏，失去维持皮质兴奋性的上行冲动，使皮质的兴奋性不能维持，出现意识障碍。

2.大脑半球的广泛损伤及功能抑制

颅内病变可直接或间接损害大脑皮质及网状结构上行激活系统，如大脑广泛急性炎症、幕上占位性病变造成钩回疝压迫脑干和脑干出血等；颅外疾病主要通过影响神经递质和脑的能量代谢而影响意识，如颅外病变所引起的缺血缺氧导致脑水肿、脑疝形成，或使兴奋性神经介质去甲肾上腺素合成减少或停止。

【原因】

1.颅内疾病

(1)脑卒中：脑出血、脑梗死、暂时性脑缺血发作、蛛网膜下腔出血等。

(2)脑内占位性病变：原发性或转移性颅内肿瘤、脑脓肿、脑肉芽肿等。

(3)脑外伤：脑挫裂伤、颅内血肿、弥漫性颅脑损伤等。

(4)脑内感染性疾病:脑炎、脑膜炎、蛛网膜炎、颅内静脉窦感染等。

(5)其他:脑水肿、脑变性及脱髓鞘性病变、癫痫发作等。

2.全身性疾病

(1)急性感染性疾病:败血症、感染中毒性脑病等。

(2)内分泌与代谢性疾病(外源性中毒):肝性脑病、肾性脑病、肺性脑病、糖尿病性昏迷、黏液水肿性昏迷、垂体危象、甲状腺危象、肾上腺皮质功能减退性昏迷、乳酸酸中毒等。

(3)循环障碍性疾病:缺血(脑血流量降低),如心排血量减少的各种心律失常、心力衰竭、心脏停搏、心肌梗死,脑血管阻力增加的高血压脑病。

(4)外源性中毒:工业毒物、药物、农药、植物或动物类中毒等。

(5)缺乏正常代谢物质:缺氧(脑血流正常),如一氧化碳中毒、严重贫血、变性血红蛋白血症、肺部疾病、窒息及高山病等;低血糖,如胰岛素瘤、严重肝脏疾病、胃切除术后、胰岛素注射过量及饥饿等。

(6)水、电解质平衡紊乱:高渗性昏迷、低渗性昏迷、酸中毒、碱中毒、高钠血症、低钠血症、低钾血症等。

(7)物理性损害:日射病、热射病、电击伤、溺水等。

【分类】

1.以觉醒障碍为主的意识障碍

(1)嗜睡状态:是一种轻度意识障碍,为病理性倦怠,表现为延长的睡眠状态,大部分时间陷入睡眠。能被声音、疼痛或光线等刺激唤醒,醒后定向力基本完整,能以语言或运动做出适当反应,但注意力不集中,一旦撤除刺激后很快又入睡。

(2)昏睡状态:是一种比较嗜睡更深的意识障碍。一般的外界刺激不能使其唤醒,给予强烈的疼痛刺激,可有短时的意识清醒,维持时间较短,语言和运动反应少,当刺激减弱后可很快又进入睡眠状态。

(3)昏迷:为脑功能处于严重抑制状态,患者高级神经功能活动丧失,对于内外环境刺激的反应有不同程度受损的意识状态。根据觉醒状态、意识内容及躯体运动丧失的病程演变和脑功能受损的程度与广度的不同,将昏迷分为3个阶段。

1)轻度昏迷:又称浅昏迷。对外界刺激无应答反应,对疼痛刺激消失,无任何思维内容。延髓、脑桥的各种反射存在(吞咽、咳嗽、角膜反射),瞳孔对光反射迟钝或消失。

2)中度昏迷:抑制水平达脑桥时,脑桥以上的反射减弱或消失。对各种刺激皆无反应。可见到周期性呼吸及中枢神经性过度换气。

3)重度昏迷:又称深昏迷。最严重的意识障碍,抑制水平达到延髓,生命中枢的各种反应紊乱,可有自主呼吸,呼吸节律及幅度常有异常。一切反射包括脑干反射基本消失,肌张力低下。

目前国际上通用Glasgow(GCS)昏迷量表对昏迷程度进行评估。最高分15分,8分以下为昏迷,3分以下提示预后十分严重。

Glasgow-Pittsburgh昏迷量表是在GCS的基础上,结合临床全面分析,同时又强调脑干功能的重要性而设计的,补充了另外4项观察内容,即瞳孔对光反应、脑干反射、抽搐和呼吸状态,更有利于昏迷程度的判定。该量表共 7 项 35 级,最高 35 分,最低 7 分。得分越低,昏迷越重。

2.以意识内容障碍为主的意识障碍

(1)朦胧状态:是一种轻度意识障碍,为意识狭窄状态,答非所问,时对时错,注意力不能集中,整体判断和思考障碍。定向力障碍,思维内容有变化,突出的是错觉。

(2)意识模糊:又称意识混浊。表现为认知功能障碍,语言及文字能力障碍,不能对答,但对声光疼痛等感受与反应保持。定向力和自知力均差,思维凌乱,出现片断的、不系统的幻觉和妄想。情感反应紧张、不安、恐惧,有时高声尖叫。

(3)谵妄状态:又称为急性精神错乱状态。表现为意识内容清晰度降低,伴有睡眠一觉醒周期紊乱和精神运动型行为异常。对时间、地点、人物的定向力完全或部分发生障碍。常产生大量的错觉和幻觉,以幻视为多,可有外逃或伤人行为。意识恢复后患者对病中经过可有部分回忆,也可完全遗忘。

(4)睁眼昏迷:又称醒状昏迷。

1)去大脑皮质状态:为大脑皮质受到严重的广泛损害所致,而大脑皮质下及脑干功能仍然保存在一种特殊状态。患者可睁眼、闭眼或凝视,无目的的眼球活动,其表现貌似清醒(呼之不应,缺乏表情,思维、记忆语言、情感等均障碍)。瞳孔对光反射、角膜反射、掌颌反射均较活跃,咳嗽反射存在,双上肢呈屈曲状,双下肢强直性伸直,四肢肌张力增高,深反射亢进。

2)无动性缄默:为脑干网状上行激活系统不完全性损害所致。患者思维、情感、运动系统受累,但对疼痛刺激有反应,没有主动运动反应,可有正常的睡眠-觉醒周期。临床上难与去大脑皮质状态区别,但两者的病理基础完全不同。

3)持续性植物状态:患者可有正常的睡眠-觉醒周期,但对自身和外界环境毫无感知,而脑干的功能及丘脑下部的功能完好,大脑其他部位的功能完全丧失。

【治疗】

1.迅速查明病因,对因治疗

根据引起昏迷的原因积极进行病因治疗,如中枢神经系统感染引起意识障碍者积极抗感染治疗,代谢性原因者积极纠正代谢障碍,脑卒中引起的意识障碍应积极治疗脑卒中,中毒者进行排毒解毒等。

2.紧急处理

(1)保持呼吸道通畅,辅助通气给氧:使用呼吸兴奋药,必要时行气管插管或切开辅以人工呼吸。床旁监测血氧饱和度,维持在 90%以上,补充氧后理想水平应达 99%。维持 $PaCO_2$ 25~35mmHg,PaO_2 100mmHg 左右,pH 为 7.35~7.45。

(2)维持正常循环,保持正常脑灌注:意识障碍患者应保持正常血压或略高于以往的血压水平,以保持正常脑灌注。颅内出血伴发高血压者,不能轻易积极降低血压,首先应积极降颅内压,以免降低脑灌注压,加重脑缺血和脑水肿。但当血压显著增高,且降颅内压治疗后舒张压>130mmHg 时,应给予降血压治疗。

(3)降低颅内压,减轻脑水肿

1)20%甘露醇:0.5g/kg,静脉快速滴注,30 分钟内滴完,每 8~12 小时 1 次,依据病情调整。

2)人血白蛋白：主要通过提高血液胶体渗透压达到脱水效果，并有减轻脑水肿和脑组织缺血损伤的作用。每次10g，静脉滴注，每日1～2次。

3)10%甘油果糖：常用250mL，静脉滴注，每12小时1次，每次滴注1小时以上，以免溶血。

以上渗透性降颅压药物选用1～2种即可，一般应用甘露醇和人血白蛋白效果较好，不主张应用肾上腺皮质激素治疗缺血缺氧性脑水肿。

(4)高压氧治疗：高压氧对于全脑缺血缺氧性昏迷的治疗有效，能增加血氧含量，提高脑组织氧分压；直接使脑血管收缩，脑体积减小，降低颅内压；对脑电活动有保护作用。在患者生命体征基本稳定后，应尽早开始高压氧治疗，每日1次，10日为1个疗程。

(5)脑细胞保护药及促醒药物的应用：胞磷胆碱、醒脑静、甲氯芬酯、吡拉西坦等，以增加脑血流量，改善脑缺氧及脑损伤，促进脑缺血功能的恢复。

【护理】

1.体位

意识障碍患者伴呕吐、口腔分泌物较多者应采取平卧位，头偏向一侧，有利于分泌物引流，防止误吸。伴舌后坠者，向前托起下颌角，头转向一侧，稍后仰，以保持呼吸道通畅。伴高颅压者应取头高位，抬高床头15°～30°，以利于颈静脉回流，缓解高颅压。

2.生命体征的观察

(1)呼吸：呼吸深而慢，同时脉搏有力、血压增高者为颅内压增高的表现。不同水平的脑结构损害可出现各种特殊的呼吸形式，潮式呼吸常为大脑、间脑受损；中枢过渡性换气为中脑受损；叹息样呼吸为脑桥受损；失调性呼吸即呼吸深浅及节律完全不规则为延髓受损。

(2)脉搏：颅内压增高病人出现缓脉、脉搏加快，可见于脑干出血、继发感染、癫痫发作或大量呕吐、脱水过度或中毒性休克引起的周围循环衰竭。

(3)体温：体温升高见于继发感染、癫痫持续状态、中枢性高热。高热无汗应考虑抗胆碱能药物中毒，在夏季可能为中暑。如体温下降，则可能为休克、低血糖、巴比妥类中毒或丘脑下部体温调节中枢病变以及临终期。

(4)血压：升高多见于原有高血压及颅内压增高者，在糖尿病昏迷、血容量不足、催眠药中毒、肾上腺皮质功能减退时血压常降低。

3.神经系统观察

(1)瞳孔：主要观察瞳孔大小、形态、两侧是否对称及对光反射情况。针尖样瞳孔常见于脑桥出血、吗啡及有机磷中毒、巴比妥类中毒；一侧瞳孔缩小伴同侧眼裂小，眼球内陷及同侧颜面无汗为颈交感神经麻痹综合征；双侧瞳孔散大而对光反射存在见于一氧化碳中毒或阿托品中毒，对光反射消失常提示中脑病变；发生天幕疝时，病灶侧瞳孔常散大、固定并出现对光反射消失。

(2)眼球运动：一侧大脑半球有广泛损害时，患者双眼常偏向病灶侧；一侧脑桥受损时，则双眼偏向病灶对侧即瘫肢侧；下脑干病变，可有眼球浮动现象；脑干广泛严重损害时，眼球运动完全丧失而固定在正中位。

(3)角膜反射：双侧减弱或消失，反映昏迷程度，一侧消失常提示该侧有偏瘫。

不同水平脑组织受损的临床表现。

4.保持呼吸道通畅

意识障碍患者常因不能有效咳嗽排痰易导致肺部感染,翻身、拍背、吸痰是保持呼吸道通畅的重要护理手段。有呼吸困难者及时行气管插管或切开。

5.保持水、电解质与酸碱平衡

意识障碍患者常合并代谢性酸中毒、呼吸性酸中毒,应密切观察有无脱水及电解质紊乱表现。准确记录24小时出入量,定期检测血气分析指标。使用脱水药者注意补充电解质及水分,观察尿量、心功能及电解质情况,避免过度脱水引起有效循环血容量减少,造成脑灌注降低。

6.预防各种并发症

定时更换体位,保持肢体的功能位,给予主动或被动运动,以防止肢体失用综合征及深静脉血栓的发生。预防肺炎和压疮。留置导尿者做好会阴部清洁,预防泌尿系感染。

7.安全护理

谵妄患者常有恐怖性错觉和幻觉,应防止发生越窗坠楼,自伤、伤人、走失或其他危险行为。必要时应约束保护,专人陪伴。有癫痫发作者,要防止跌伤、咬破唇舌。

第二节 瘫痪

瘫痪是指肌肉的肌力减低、随意运动功能减弱或消失。自发出随意运动冲动的大脑皮质运动区至效应器(骨骼肌),传导通路上任何部位的病变都可引起瘫痪。

一、概述

【分型】

临床上常按病变发生的不同部位,将瘫痪分为上运动神经元性、下运动神经元性和肌源性3种类型。

【性质及病因】

1.上运动神经元性瘫痪

又称中枢性瘫痪。因瘫痪肢体肌张力增高,亦称痉挛性瘫痪或硬瘫。是由于上运动神经元,即中央前回运动区大锥体细胞及下行锥体束(皮质脊髓侧束、皮质脊髓侧束)病变所致。

(1)上运动神经元瘫痪特点。由于皮质运动区及下行的锥体束较集中地支配肌群,故病损常导致整个肢体瘫痪(单瘫)或一侧肢体瘫痪(偏瘫),双侧病变可引起双下肢瘫痪(截瘫)或四肢瘫。由于锥体束病变时对前角细胞的抑制作用减弱或消失,而出现前角细胞的释放现象,表现为瘫痪肢体肌张力增高、腱反射亢进,出现病理反射,长期瘫痪可见失用性萎缩。

(2)常见疾病。①脊髓病变:急性脊髓炎,脊髓蛛网膜炎,脊髓转移瘤和原发性肿瘤,脊髓外伤,原发性侧索硬化,脊髓血管性疾病,脊柱骨折等;②脑干病变:脑干肿瘤,脑干脑炎,脑桥出血,脑干梗死等;③大脑病变:短暂性脑缺血发作、脑血栓形成、脑栓塞、脑出血等,脑肿瘤、脑炎,脱髓鞘疾病、变性病、颅脑外伤及中毒性疾病等。

2.下运动神经元性瘫痪

又称周围性瘫痪、弛缓性瘫痪。是由于下运动神经元，即脊髓前角细胞或脑干脑神经运动核及其发出的神经纤维病变所致。

(1)下运动神经元性瘫痪特点。下运动神经元性病变多由一个或数个相邻脊神经根、周围神经或神经丛病变所致，常仅侵犯某一肌群，引起部分肌肉瘫痪或单肢瘫；多发性神经根或神经病变也可引起四肢瘫。瘫痪肢体肌张力降低，腱反射减弱或消失(下运动神经元损伤使单突触牵张反射中断)，无病理反射，肌肉萎缩早期(约数周)出现(前角细胞的肌营养作用障碍)，常有肌纤维颤动与肌束颤动(束颤)。

(2)常见疾病。①周围神经细胞体病变：运动神经元病或延髓空洞症所致的进行性延髓麻痹；②脊髓前角病变：急性脊髓灰质炎，进行性脊肌萎缩症；③前根病变：吉兰-巴雷综合征(急性感染性多发性神经根神经炎)；④周围神经干病变：如臂丛神经损伤，臂丛神经炎，单神经病变，多发性神经炎、脑神经病变(如面神经麻痹)等；⑤神经末梢病变：如末梢神经炎、POEMS综合征等。

3.肌源性瘫痪

肌源性瘫痪是指肌纤维本身病变影响肌肉收缩，从而引起不等程度的瘫痪。重症肌无力是神经-肌肉接头疾病，呈现弛缓性瘫痪表现，但瘫痪有晨轻暮重的特点；与肌膜功能失调有关的是周期性瘫痪，多属低钾性，常见疾病有肌营养不良症、多发性肌炎、先天性良性肌病、药物性肌病与代谢性肌病、周期性瘫痪等。

肌源性瘫痪具有下运动神经元性瘫痪的特征，但是肌肉萎缩或肌肉无力多在肢体的近端，通常呈对称性分布，并不出现束颤，一般无感觉障碍。

三种瘫痪的临床特征比较。

【类型及定位】

瘫痪分为偏瘫、截瘫、四肢瘫和单瘫等。临床上常根据瘫痪的类型，推断病变的部位，确定病变的性质。锥体束不同水平病损的瘫痪分布。

1.偏瘫

一侧面肌及肢体瘫痪，常伴有瘫痪侧肢体肌张力增高，腱反射亢进和锥体束征阳性等体征。多为对侧内囊至大脑皮质运动区受损的表现，若内囊部病灶同时累及内囊后肢与视放射，则伴瘫侧偏身感觉障碍与偏盲，为典型三偏征，有高度定位意义，多见于急性脑卒中，其次为该区的肿瘤、炎症或脑外伤等。

2.截瘫

由脊髓横贯性损害引起的双下肢瘫痪。常见于脊柱外伤、脊髓肿瘤、脊髓胸腰段炎症等。病变损及两侧皮质脊髓束，表现痉挛性瘫痪，而脊髓休克时为弛缓瘫，且常伴有传导束型感觉障碍与括约肌功能不全。

3.四肢瘫

四肢不能运动或肌力减退，高位颈髓病变可引起四肢上运动神经元性瘫痪。常见病因有外伤、肿瘤、炎症等。急性感染性多发性神经根炎引起的四肢瘫，具有下运动神经元性瘫痪特征，有时可合并感觉障碍。

4.单瘫

单个肢体的运动不能或运动无力,皮质运动区局限破坏性病损可引起对侧单肢瘫。也可见于周围神经病变、神经根病变、脊髓前角病变、脊髓前角灰质炎等。其瘫肌分布符合周围神经、脊神经根或脊髓节段支配规律。除脊髓前角病变外,常伴有相应的感觉障碍。

5.交叉性瘫痪

病损侧颅神经损害和对侧肢体瘫痪。中脑病变时出现病侧动眼神经麻痹,对侧肢体瘫痪;脑桥病变时出现病侧外展、面神经麻痹和对侧肢体瘫痪;延髓病变时出现病侧舌下神经麻痹和对侧肢体瘫痪。

二、护理

【常规护理】

1.护理重点

(1)保持患肢呈功能位,防止关节挛缩变形、肌肉萎缩。

(2)系统进行患肢运动和功能训练,逐步恢复生活自理,提高生活质量。

(3)预防并发症:肺炎、压疮、尿路感染、深静脉血栓等。

2.观察要点

(1)生命体征的变化:发病急性期,密切观察意识、瞳孔、呼吸、血压、脉搏、体温等。

(2)瘫痪的分布及其程度,有无伴随症状。瘫痪的轻重可反映运动神经系统或随意肌的病损程度,临床将肌力分为0～5级。

3.一般护理

(1)心理护理:瘫痪患者终日卧床,部分患者伴有大小便潴留或失禁,容易产生精神苦闷及悲观失望。护士要对患者关心体贴,尽量做到细致、热情地满足患者的合理要求。同时注意观察情绪变化,鼓励患者解除思想顾虑,树立战胜疾病的信心。

(2)饮食护理:由于长期卧床和精神忧虑。给予高热量、高蛋白、富含维生素饮食,对进食困难者,给予鼻饲,以维持热量和电解质平衡。

(3)病室环境:应将患者安置在清洁、干燥、通风、空气新鲜、阳光充足的病室。偏瘫者宜选用海绵床、气垫床,被褥宜轻软。

4.预防并发症

(1)加强皮肤护理,防治压疮:由于躯体感觉运动消失,即失去自我保护能力,局部的皮肤受压过久,即可发生缺血性坏死。防止压疮唯一有效办法是避免局部皮肤过久的压迫,定时翻动体位每2小时1次,受压部位做按摩并保持干燥清洁,或在骨隆突处贴压疮贴予以保护,垫以海绵软枕。有条件者可用自动翻身气垫床。

(2)加强大小便护理,防治尿路感染或便秘:截瘫患者发生尿潴留时,先采用诱导排尿:用温水敷小腹部,听流水声,以引起反射排尿;必要时留置导尿定时排尿,并逐步训练其自动排尿功能;指导患者自己做膀胱按摩。嘱患者多饮水,以利稀释尿液冲洗尿道。患者出现便秘时,应合理调节饮食,必要时可服药物润肠、排便。

(3)加强呼吸道管理,防治肺部并发症:保持室内空气流通,冬季注意保暖,夏季避免直接吹风,防止感冒。意识清醒者,应鼓励深呼吸,尽量将痰咳出。昏迷患者,应将其头偏向一侧,及时吸痰，防止痰液、呕吐物误吸，引起窒息或坠积性肺炎。定时协助患者翻身和拍背，帮助痰液的排除。痰液黏稠时，给予雾化吸入，每4小时1次。

【瘫痪肢体的康复护理】

康复护理的目的是预防残疾的发生，并帮助和加快受损功能的恢复；主动地再训练能使患者更好地利用个人和环境资源，以实施其各种日常生活活动，最大限度地减轻残疾的影响；使患者在精神心理和社会上再适应，以恢复其自立能力、社会活动和人际间的关系，提高患者的生存质量。

瘫痪患者具体训练方法如下。

1.被动运动

是指全靠外力来帮助完成的运动，可帮助保持肌肉和软组织的弹性，从而保持关节活动度完整、预防关节粘连和挛缩的形成，方法如下。

(1)肢体关节被动活动：患者本人健侧肢体带动患侧肢体做功能训练，或者由护士或家属给予被动训练，如肩关节的外展运动、前臂的旋转运动、掌指关节的伸展屈曲运动等。

(2)床上肢体摆放及定时变换体位。

仰卧：头颈垫高约15cm，患肢肩臂呈敬礼状(展肩50°，内旋15°，屈肘约90°)，其下垫枕，手指轻度屈曲，握一直径约5cm的纱布卷；患肢膝关节下方和外侧垫软枕，屈膝30°，踝关节呈0°，足下垫脚托板或沙袋。健肢自然伸直。可防止肩关节粘连、半脱位，肘、指、膝关节僵直、挛缩；腕关节屈曲拘挛；足垂内翻，髋关节外旋偏歪。

侧卧，患侧在上，后背与床面呈约100°；患侧腋下及胸前垫枕；屈肘约90°；轻度伸腕；屈指，手握一纱布卷放在枕上；屈髋约30°；轻度屈膝；踝关节呈0°，置于垫在健侧小腿上的棉枕上，以保持水平位。健肢自然放置，以舒适为度。可防止发生压疮；肩关节半脱位；髋、膝关节僵直。

患侧卧位，患侧在下，后背与床面呈约120°；患侧轻度屈肩、屈肘；手握一纱布卷置于枕上，掌心向上，轻度屈髋、膝；踝关节呈0°，健侧屈肩约45°；轻度屈肘，手置于枕上，掌心向上，支撑体重；屈髋、膝均呈90°。其下垫枕，支撑体重。可增加患侧颈、肩、胸、腰背、臂及下肢肌群的肌力；防止健侧因久卧而发生压疮。

2.主动运动

是指患者依靠自身的能力完成的运动，其目的是通过运动恢复肌力、增加关节的活动范围、改善肢体和肌肉，常用方法如下。①Bobath握手：对肩关节有效活动，抑制上肢屈肌痉挛；②桥式运动：提高骨盆对下肢的控制能力；③坐位练习；④患侧扶持行走训练等。

(1)Bobath握手：患者双手掌心相对，十指交叉地握手，病拇指在健拇指的上方，此种形式的握手称为Bobath式握手，其作用是防止病臂旋前，使病指在掌指关节处伸展。使病拇指有较大的外展，从而对抗腕、指的屈曲，促进腕、指的伸展。

(2)桥式运动：上肢伸直放于体侧，下肢屈髋屈膝，足平踏于床上，用力将臀抬起，尽可能充分伸髋，保持2～3秒，勿憋气。在能自然完成后可适当给予阻力，再用单足支撑，做单桥运动。桥式体位是一个良好的抗痉挛体位，是自理训练的第一步。如果不能做好桥式运动，就很难达到充分的伸髋，会影响正常的行走。

(3)床上正确坐位练习:髋关节屈曲近于直角,脊柱挺直,用足够的枕头牢固地叠起支撑背部,帮助患者达到直立坐位。用一高度可调节的桌子,横过床上,放于患者上肢的下面,可抵抗躯干前屈。

患侧扶持行走练习:康复护理人员站在偏瘫侧,一手握住患者患手,掌心向前,另一手从患侧腋下穿出置胸前,手背靠在胸前处,与患者一起缓缓向前步行,训练时按照正常的步行动作走。

3.日常生活活动(ADL)训练

偏瘫康复的最终目的是提高患者的生活自理能力,ADL 训练必须贯穿康复训练的始终,特别是当功能活动训练后要及时利用所获得的功能,如站立平衡功能改善后可让患者练习自己穿脱裤子、如厕等日常活动,确保功能活动与 ADL 两者才能相得益彰,加速康复过程。训练方法包括更衣训练(穿、脱衣服)、转移能力(从床上到轮椅及返回动作训练)、上下楼梯、进食训练、梳洗训练、跌倒训练等。

第三节 痴 呆

痴呆是由于脑功能障碍而产生的一种以认知功能缺损为核心症状的获得性和持续性临床综合征。发病率及患病率随年龄而增加。国外调查显示,其患病率在 60 岁以上人群为 1%,85 岁以上达 40%及以上。我国 60 岁以上人群痴呆患病率为 0.75%~4.69%。痴呆病因包括变性病和非变性病,前者包括阿尔茨海默病(AD)、额颞痴呆、Pick 病和路易体痴呆等,后者包括血管性痴呆(VD)、感染性痴呆、代谢性或中毒性脑病所致痴呆等。AD 是最常见的病因,占全部痴呆的 50%;VD 是指脑血管病变引起的脑损害所致的痴呆,是在 AD 之后第二常见的痴呆,占全部痴呆的 20%。本节主要介绍 AD。

【病因及发病机制】

AD 65 岁以上患病率 5%,85 岁以上 20%,约 5%AD 患者有明确家族史。AD 迄今原因未明,可能与遗传、环境、病毒感染、胆碱能神经能缺陷、神经营养因子缺乏等有关。代谢异常和 β-淀粉样蛋白(β-amyloid,Aβ)沉积与发病有关,AD 患者海马和新皮质胆碱乙酰转移酶及乙酰胆碱水平显著减少,皮质胆碱能神经元递质功能紊乱可能是记忆障碍和认知功能障碍原因之一。遗传因素也可改变 AD 易感性,但并不直接致病。流行病学研究提示,AD 发生也受环境因素影响,文化程度低、吸烟、脑外伤和重金属接触史等可增加患病风险。

【临床表现】

1.早期表现

(1)记忆障碍:是 AD 典型首发征象,也是诊断痴呆的必备条件。主要是近记忆障碍:新近学习的知识很难回忆,事件记忆容易受损。

(2)认知障碍:表现掌握新知识、熟练运用语言及社交能力下降,不能讲完整语句,口语量减少,找词困难,命名障碍,交谈能力减退,阅读理解受损,最后完全失语。

(3)失计算:表现算错账,付错钱。

(4)视空间定向障碍:表现穿外套时手不能伸进袖子,铺台布偏斜、不能正常工作或家庭理财。常见原始反射，出现额叶步态障碍如小步、缓慢和拖曳步态，屈曲姿势，起步困难。

2.晚期表现

患者丧失以往的社交风度，如坐立不安、不修边幅和卫生不佳。精神症状如抑郁、淡漠、焦躁或欣快、精神病性症状伴偏执等突出；主动性减少，自言自语，害怕单独留在家里；出现片断妄想和古怪行为，如怀疑子女偷自己钱财，把不值钱东西当作财宝藏匿；忽略进食或贪食，常见失眠或夜间谵妄。部分病例出现癫痫发作。检查可见锥体外系肌强直和运动迟缓。

【辅助检查】

1.目前尚无确诊AD的特殊检查

①CT和MRI检查常显示脑皮质萎缩及侧脑室扩张，但也见于非痴呆老年患者；②ELISA检测脑脊液tau蛋白和Aβ可升高；③认知功能测试如简易精神状态检查(MMSE)量、长谷川痴呆量表(HDS)、Hachinski缺血积分(HIS)等。

2.痴呆的神经心理检查

(1)痴呆的认知测量表：①简易精神状态检查(MMSE)为国内外最普及、最常用的老年痴呆筛查量表，包括时间与地点定向、语言(复述、命名、理解指令)、心算、即刻与短时听觉词语记忆、结构模仿等项目，满分30分，痴呆诊断的敏感性80%～90%，特异性70%～80%。②长谷川痴呆量表(HDS)，包括定向、记忆、常识、计算、物品命名回忆。

(2)痴呆程度分级量表：①日常生活量表(ADL)，包括躯体自理量表(PSMS)及工具性日常生活能力量表(IADL)。②临床痴呆量表(CDR).包括记忆力、定向力、解决问题能力、社会事物、家庭生活、业余爱好、个人照顾，共分5级(0健康，0.5可疑痴呆，1轻度痴呆，2中度痴呆，3重度痴呆)。

(3)痴呆鉴别诊断量表：①Hamilton抑郁量表，包括17种症状，按5级4分法，主要与抑郁症相鉴别。②Hachinski缺血量表，可用于AD与VD的鉴别。

【诊断】

依据病史、临床症状、精神量表检查及相关基因突变检测等符合痴呆的诊断标准，缓慢进行性发展的特征，结合CT、MRI等辅助证据综合分析，诊断准确性为85%～90%。

【治疗】

1.胆碱酯酶(AChE)抑制药

针对AD脑胆碱能神经元通路变性和AChE损耗，可轻微改善认知功能。①多奈哌齐：5mg睡前口服，4～6周加至10mg；②雷司替明：1.5～6mg口服，每日2次。

2.抗精神病药

控制AD伴发的行为异常有作用。如利培酮(维思通)每日2～4mg口服。

3.谷氨酸盐受体拮抗药

美金刚能增强正常的突触递质传递，同时起到神经保护作用。口服吸收迅速而完全，初始剂量为5mg/d，1周后加到每日10mg，第3周用量为每曰15mg，第4周加到维持剂量每日20mg，疗程4个月。

4.抗抑郁及抗焦虑药

对抗抑郁药，如氟西汀10～90mg，早餐时口服。

5.银杏叶提取物

通过扩张脑动、静脉,改善脑循环;具有抗血小板活化因子,抑制血小板聚集,减少自由基的形成作用;增加海马突触体对胆碱摄取的亲和力。口服易于吸收。

6.抗氧化剂和神经保护剂

如维生素E等。

【护理】

1.心理护理与情感支持

AD患者对触觉的感受比语言文字好,可利用肢体语言,如微笑、拍一拍患者的肩、拉一拉患者的手、把手放在患者肩上或握着他的手谈话,可适时地抚摸,使其感受到护理者时时在关爱着他。尊重病人的人格和自尊,不能对他斥责、讥笑,使之受到心理伤害,产生低落情绪,甚至发生攻击性行为。对患者精神上要鼓励、安慰,生活上要关心,以减缓痴呆的进展。

2.安全护理

护士对患者潜在的健康状况要有所警觉,及时发现身体或心理方面的异常,保证患者的安全。应把患者放在离护士台近的病房。加强巡视,始终置患者活动于护士的视线内。

(1)防走失:不可让患者单独外出,必要时可将写有患者详细信息的布条带在患者身上,以便走失后能及时找回。

(2)环境设施安全:房间布置简单,墙壁拐角为圆形;房间内最好不挂镜子,以免引起幻觉;行走时应有人扶持,以防跌倒;门窗应有安全护栏,以防其不慎坠楼;洗澡时注意防烫伤。

(3)生活安全:进食时必须有人照看,进食宜慢,以免窒息。不知道饥饱者,三餐应定时定量。不应让患者单独承担家务,以免发生煤气中毒、火灾等意外。家里的药品、电源、剪刀等危险品应保管好,随时有专人陪护。

(4)服药:患者服药后,应认真仔细检查,以防积存药物,引起错服、误服。要做到送药到口。

3.培养和训练生活自理能力

对轻度患者,应督促患者自己料理生活,如买菜做饭、收拾房间等。鼓励患者参加社会活动,安排一定时间看报纸、电视,保持与社会的接触。对中、重度患者,家属要帮助和训练其的生活自理能力,如梳洗、进食、叠衣被、如厕等。

4.注意预防和治疗躯体疾病

AD患者反应迟钝,不知冷暖及危险,很容易发生躯体疾病,患病后不能主诉身体不适。所以应注意其饮食起居、排尿、排便的变化等,及时发现异常,送医院进行诊治。

5.日落综合征(睡眠障碍)的护理

患者往往是在每日太阳落山或者夜晚十分易激惹,昼夜颠倒,吵闹的现象,这就是日落综合征。可以日间安排丰富多彩的活动,增加日光照射,减少日间睡眠,改善睡眠节律紊乱。在晚间睡觉前不要多喝水,减少患者半夜醒来的次数。

【健康教育】

1.生活起居

起居应有规律,保证充足、高质量的睡眠,特别是精神兴奋型患者。失眠者可给予小剂量的安眠药。抑郁型大多喜卧多寐,应调整睡眠,白天多给一些刺激,鼓励患者做一些有益、有趣的活动及适当的体育锻炼。

2.饮食

可给予清淡营养丰富的食物，如桂圆大枣汤、瘦肉、鸡蛋、鱼等。要常吃富含胆碱、维生素B_{12}的食物，因为乙酰胆碱有增强记忆力的作用，如豆制品、蛋类、花生、核桃、鱼类、肉类、燕麦、小米等；富含维生素B_{12}的食物，主要包括海带、大白菜、萝卜、香菇、鸡蛋、牛奶、动物肾脏以及各种发酵的豆制品等；叶酸丰富的食物是：绿叶蔬菜、柑橘、西红柿、菜花、西瓜、菌类、牛肉等。

3.积极防治便秘

便秘是引发痴呆的重要原因之一。因为经常便秘的人，其肠道会产生氨、硫化氢、组胺、硫醇和吲哚等多种有毒物质，这些有毒物质会随着血液循环进入大脑，从而诱发痴呆。

4.功能锻炼

AD患者有不同程度的语言功能障碍，护理人员要有足够的耐心，主动与患者交流。经常按摩头部的穴位，以提神醒脑。经常活动手指，如手工艺、雕刻、制图、剪纸、打字，或用双手伸展握拳运动，能使大脑血液流动面扩大，促进血液循环。

第四节　脑卒中

脑卒中是指一组由脑血管病变引起的突然发作性疾病，故又称脑血管病（CVD），或称脑血管意外（CVA）。这类疾病可以是由于脑血管破裂出血所致（如脑出血和蛛网膜下隙出血），也可以是由于脑血管阻塞后局灶性脑缺血所致（如脑梗死和脑血栓）。由于它们在病理和临床上的表现具有许多共同点，且都属于上运动神经元的损害，所以学术界统称为脑卒中。脑卒中具有高发病率、高致残率、高病.死率、高复发率的特点。在我国，其已成为当今严重危害中老年生命与健康的主要公共卫生问题。调查显示，我国城市居民脑卒中死亡居首位，农村居于第2位。全国脑卒中发病率为120～180/10万人口，每年新发病例250万以上，其中150万人以上死亡，国家每年花费在脑卒中患者的支出大约在100亿以上，给家庭和社会带来巨大的负担。随着人们生活水平的提高和生活方式的改变，该病的发病率仍有上升趋势。

一、临床表现及诊断

（一）缺血性脑卒中

1.短暂性脑缺血发作（TIA）

系指颈内动脉系统或椎-基底动脉系统的短暂性血液供应不足，表现为突然发作的局限性神经功能缺失，持续数分钟至数十分钟，在24小时内缓解，不留有任何后遗症。一般认为TIA是脑卒中的重要危险因素和报警信号，需引起高度重视。

（1）病因和发病机制：本病多与高血压动脉硬化有关。有微栓子学说和脑血管痉挛学说。

（2）临床表现：60岁以上老年人多见，男多于女。多在体位改变、活动过度、颈部突然转动或屈伸等情况下发病。突然发作，症状常在5分钟内即达高峰，一般持续时间不超过15分钟，个别达2小时。发作停止后神经症状24小时内完全消失。①颈内动脉系统TIA：常见症状为对侧单肢无力或轻偏瘫，可伴对侧面部轻瘫，为大脑中动脉供血区或大脑中动脉-前动脉皮质支分水岭区缺血表现;特征性症状为:眼动脉交叉瘫(病变侧单眼一过性黑矇、对侧偏瘫及感觉障碍)和 Homner 征(病变侧 Homner 征、对侧偏瘫)。②椎-基底动脉系统 TIA:常见症状有眩晕、平衡障碍,伴发视野缺损和复视;特征性症状有跌倒发作和短暂性全面遗忘症。

2.脑梗死(CI)

约占全部脑卒中的 70%,是由于血管狭窄或闭塞、血供不足引起缺血、缺氧,导致局部性脑组织缺血性坏死或脑软化,包括脑血栓形成、腔隙性梗死、脑栓塞。

(1)脑血栓形成(CT):为最常见的类型,是脑动脉主干或皮质支动脉粥样硬化导致血管壁增厚、管腔狭窄闭塞和血栓形成,引起脑局部血流减少或供血中断,脑组织缺血、缺氧导致软化坏死,出现局灶性神经系统症状体征。脑动脉粥样硬化是本病基本病因,常伴高血压病、糖尿病和高脂血症可加速动脉粥样硬化的进程。

一般发生于老年人,常在休息或睡眠中发生,意识障碍少见。脑脊液压力升高,头颅 CT 见低密度梗死区。按症状和体征演变的进程可分以下几种。①完全性卒中:指发病后神经功能缺失症状较重且完全,常于数小时内(<6 小时)达到高峰;②进展性卒中:指发病后神经功能缺失症状在 48 小时内逐渐进展或呈阶梯式加重;③可逆性缺血性神经功能缺失:指发病后神经功能缺失症状较轻,持续 24 小时以上,但可于 3 周内恢复。

颈动脉系统脑血栓的共同特点是一侧大脑半球受累,出现对侧中枢性偏瘫、面瘫和舌瘫,对侧感觉减退。椎一基底动脉系统脑血栓的共同特点是脑干和小脑受累,出现交叉性瘫痪、多数脑神经麻痹、交叉性感觉障碍和共济失调等症状。

(2)腔隙性梗死:是长期高血压引起脑深部白质及脑干穿通动脉病变和闭塞,导致缺血性微梗死,缺血、坏死和液化脑组织由吞噬细胞移走形成腔隙,一般直径 2cm 以下,约占脑梗死的 20%。病变常见于大脑深部,如基底节区、内囊、丘脑、脑桥基底部或侧脑室体旁区。

本病常见于中老年人,男性较多,多患高血压,通常在白天活动中急性起病。①纯运动性:通常为对侧内囊后肢或脑桥病变,表现为面部及上下肢相同程度轻偏瘫,多在 2 周内开始恢复;②纯感觉性:特点为偏身感觉缺失,伴有感觉异常,如麻木、烧灼、刺痛减退或消失,病灶为脑腹核区;③感觉运动性:多以偏身感觉障碍,继而出现轻偏瘫,动作笨拙,病灶为内囊;④构音不全手笨拙综合征:突起构音不全,吞咽困难,一侧中枢性面舌瘫,该侧手轻度无力伴有动作缓慢,笨拙(尤以精细动作如书写更为困难),病灶位于脑桥;⑤共济失调性轻偏瘫:突起下肢的轻偏瘫,伴同侧肢体共济失调,病灶在放射冠或脑桥。

(3)脑栓塞:是指脑动脉被异常的栓子阻塞,使脑动脉血流中断,脑组织发生缺血性坏死,出现相应的神经功能障碍。栓塞部位以大脑中动脉最常见。根据栓子的来源可分为:①心源性栓子(60%~80%),常见于风湿性心脏病、感染性心内膜炎、心肌梗死等;②非心源性栓子:如感染性栓子、空气栓子、转移癌栓、寄生虫栓、羊水等。

临床特征:①起病急骤,常无任何前驱脑症状,多数症状迅速达高峰(稳定型卒中),偶有呈阶梯式进展加重者(进展型卒中);②多有心脏病史或肺部手术、骨折、分娩等病史;③脑部症状:多数表现为大脑中动脉闭塞症状,为突起偏瘫、失语、偏盲,局限性癫痫发作,或偏身感觉障碍等;④脑脊液压力升高,CT 可见低密度梗死区或脑水肿和脑占位效应;⑤后遗症:康复后的病人多留有不同程度的运动、言语、智能障碍等后遗症。

（二）出血性脑血管病

1.脑出血（ICH）

是指非外伤性脑实质出血，占全部脑卒中的10%～30%，高血压是最常见的病因。患者通常在剧烈活动、情绪激动、气候骤变、排便、咳嗽时发病，因中枢神经系统损害严重或合并多种并发症而病情严重、病情多变，其病死率和致残率较高。高血压与脑动脉硬化同时存在，相互促进，构成脑出血最主要的病因，称为高血压动脉硬化性脑出血。

好发于55岁以上中老年人，男女相近。大多有高血压、头晕、头痛病史。常在情绪激动、活动用力时突然起病，早期病人自觉恶心、呕吐、头痛，继之出现偏瘫、意识障碍、抽搐、大小便失禁、呼吸抑制。按出血部位将其分为：①内囊一基底节区出血，最为常见。急性期3～4周，血压明显升高，收缩压达180mmHg以上。患者意识不清，瞳孔缩小或不等，双眼凝视病灶侧。②脑桥出血：一侧少量的桥脑出血表现为昏迷、偏瘫。但多数出血累及脑桥双侧，病情危重，除深度昏迷，还呈现中枢性高热，双瞳孔针尖样缩小和四肢瘫痪三种特征性体征，预后多不良。③小脑出血：轻者常诉突起枕部头痛、眩晕，有频繁呕吐，而无瘫痪。重症小脑出血在起病早期可见上述症状和体征，常因血肿增大或破入第4脑室，引起急性枕骨大孔疝，患者很快昏迷，呼吸不规则或突然停止，导致死亡，但如能及时明确诊断，手术清除血肿，常能转危为安。

多数患者有脑脊液压力增高和血性脑脊液，CT早期可见出血部位的高密度区和脑室的占位效应。

2.蛛网膜下隙出血（SAH）

是指颅内血管破裂，血液直接流入蛛网膜下腔所致。常因先天性脑动脉瘤、脑动静脉畸形、脑动脉粥样硬化等所致。多发生于青壮年，突然出现剧烈的头痛（典型表现为枕部及颈项部疼痛并伴有腰痛）、恶心、呕吐、一过性意识障碍或精神症状，重者可迅速进入昏迷状态，甚至死亡。诊断主要依靠临床表现和腰椎穿刺检查，如突然发病、剧烈头痛、呕吐，伴颈项强直和克尼格征，腰椎穿刺见脑脊液压力明显增高和均匀血性脑脊液，即可诊断。

二、治疗

（一）缺血性脑卒中

1.短暂性脑缺血发作的治疗

治疗目的是消除病因、减少及预防复发、保护脑功能，对短时间内反复发作的病例应采取有效治疗，防止脑梗死。

（1）抗血小板聚集药物：可减少微栓子及TIA复发。肠溶阿司匹林，每日75～150mg，空腹服用。

（2）扩溶治疗：右旋糖酐-40500mL静脉滴注，可扩充血容量、稀释血液和改善微循环。

（3）抗凝血治疗：用于心源性栓子引起的TIA、预防TIA复发和一过性黑矇发展为卒中。现临床常用速碧凝4000U，皮下注射，每日1次。

（4）活血化瘀中药：丹参、川芎、红花等，有活血化瘀、改善微循环、降低血液黏度的作用。

（5）脑血管造影或多普勒证实有颅内动脉狭窄者，药物治疗无效时、狭窄＞75%，可考虑手术治疗（颈动脉内膜剥离术，颈内外血管吻合术）。

2.脑梗死的治疗

(1)脑血栓形成。①维持生命功能和处理并发症:切忌过度降压使脑灌注降低,导致脑缺血加剧,维持血压在170～180/95～100mmHg水平;选用抗生素控制感染,预防肺部感染、尿路感染等;应用20%甘露醇250mL,静脉滴注,每6～8小时1次,降低颅内压、减轻脑水肿。②超早期溶栓治疗:发病6小时内给药,恢复梗死区血流灌注,减轻神经元损伤,挽救缺血半暗带。静脉溶栓疗法:尿激酶50～150万U加入生理盐水250mL,1小时内静脉滴注;动脉溶栓疗法:在DSA直视下进行超选择介入动脉溶栓。③脑保护剂:使用自由基清除剂(维生素E、依达拉奉等),保护细胞膜,限制脑梗死区的扩展,使闭塞的血管再通。

(2)脑腔隙梗死:由于腔隙梗死大都终末出血阻塞引起,一旦梗死已形成,没有侧支循环。药物作用不大,故重在预防,控制高血压,必要时服用小剂量阿司匹林。

(3)脑栓塞:改善微循环,减少脑栓塞范围,扩张血管,防止血小板聚集等,基本同脑血栓治疗。

(二)出血性脑卒中

1.脑出血

(1)保持安静,绝对卧床休息。持续吸氧,保持呼吸道通畅,防止脑缺氧加重。保持营养和水电解质平衡,记24小时出入量,静脉补液量24小时控制在1 500～2 000mL。

(2)控制脑水肿,降低颅内压:脑出血后48小时脑水肿达高峰,可使颅内压增高和导致脑疝,是脑出血主要死因。头部抬高20°～30°,应用甘露醇、甘油果糖、七叶皂苷钠等脱水药;纠正水电解质紊乱;同时避免补液过多或过快,以防止脑水肿加重。

(3)血压的紧急处理:急性脑出血时血压升高是颅内压增高情况下保持正常脑血流量的脑血管自动调节机制,降压可影响脑血流量,导致低灌注或脑梗死,但持续高血压可使脑水肿恶化。因此控制高血压应慎重,维持舒张压100mmHg水平比较合理。

(4)手术治疗:经以上内科处理,病情未稳定、好转,或有脑疝形成趋势,应把握时机进行外科手术,清除血肿。

2.蛛网膜下隙出血

(1)急性期患者应入住重症监护病房,绝对卧床4周,避免用力和情绪激动造成颅内压和血压升高,保持排便通畅,保持安静,头痛、烦躁时给予镇痛、镇静药。

(2)降压宜缓慢,要求血压逐渐降至出血前原有水平。

(3)预防再出血,应用酚磺乙胺、氨甲苯酸、巴曲本酶等。

(4)尽早病因治疗,如开颅动脉瘤夹闭、动静脉畸形或脑肿瘤切除等。

(5)预防性应用钙通道拮抗药。尼莫地平20～40mg口服,每日3次。可减少动脉瘤破裂后迟发性血管痉挛导致缺血并发症。

三、护理

【病情观察】

1.意识的观察

一般脑梗死出现意识障碍的较少见,但是大面积梗死可出现意识障碍,甚至因颅内压增高出现脑疝而死亡。意识的改变往往能提示病情的轻重,应观察昏迷程度的变化,是由深转浅,还是由浅入深。

2.生命体征的观察

(1)体温:高热应考虑感染性、中枢性或两者均有。当脑出血波及丘脑时,散热机制被破坏,可引起持续性中枢性高热,体温常为40°及以上,如不及时处理,患者数小时可死亡。中枢性高热特点:①高热;②体温、脉搏分离;③高热而无出汗;④躯干热而四肢凉;⑤一般解热药无效,应使用物理降温。感染性发热,在2～3日继发的,但需物理降温,超过39°必须药物降温。

(2)脉搏:缓脉是颅内压增高的表现,需及时处理。脉搏的强弱决定于动脉的充盈度和脉压的大小,脉强有血压升高的可能;脉细弱,有循环衰竭趋势。

(3)呼吸:观察呼吸的频率、节律和深浅。呼吸变化的可能原因有肺炎;脑桥及中脑受损时,可出现中枢过度呼吸,呼吸可快至70～80次/分钟;呼吸慢可能为颅内压升高;呼吸不规则或出现叹息样呼吸、潮式呼吸,提示病情危重。

(4)血压:急性颅内压增高时,常引起血压增高。其特点是收缩压明显增高,而舒张压不增高或增高不明显。血压增高的机制可能是延髓受压缺血引起血管舒缩中枢之调节而使血压增高,以改善延髓的缺血及缺氧状态,因此及时控制血压使之维持在适当水平很重要的。

3.瞳孔观察

观察瞳孔是否等大等圆,对光反射是否存在,敏感还是迟钝。瞳孔一大一小,说明有颅内压增高的可能,或可能是霍纳综合征;若两侧瞳孔缩小呈针尖样,为脑桥出血的特征。脑缺氧时瞳孔可扩大,如果持续扩大,提示预后不良。

【一般护理】

1.出血性脑卒中

绝对卧床,避免不必要的搬动,抬高头部15°～30°,以促进静脉回流,减轻脑水肿,降低颅内压。头偏向一侧,保持呼吸道通畅。保持床铺平整、柔软、干燥,会阴部清洁,排便通畅,预防便秘。高热时给予物理降温。定时翻身与拍背,预防压疮发生。

2.缺血性脑卒中

为防止脑血流量减少,患者取平卧位。急性期患者需卧床休息,避免活动量过大。做好大、小便护理。预防压疮和呼吸道感染,注意观察生命体征及肢体瘫痪的进展程度。

【呼吸道护理】

保持呼吸道通畅。给予持续吸氧,氧流量以每分钟2～4L为宜。患者恶心、呕吐时,防止呕吐物堵塞呼吸道并预防因误吸而引起肺部并发症,及时吸出气管、口腔分泌物及呕吐物,必要时给予气管插管或切开。如有肺炎时,应及时做痰培养及抗生素敏感试验。

【饮食护理】

1.暂时禁食

患者在发病24小时内,由于脑血液循环障碍,致使消化功能减退,食后会引起胃扩张、食物滞留,压迫腹腔静脉使回心血量减少。加之患者常伴有呕吐,易造成吸入性肺炎。因此,应给予暂时禁食。

2.观察脱水状态

脑卒中引起的延髓外侧综合征和大脑半球病变所致的假性延髓麻痹,常导致较严重的吞咽困难,患者往往出现脱水状态。可通过观察颈动脉搏动的强弱、周围静脉的充盈度和末梢体温,来判断患者是否出现脱水状态。

3.营养支持

吞咽困难患者补充营养最好的方法是鼻饲法,做好留置胃管鼻饲的护理。应尽量避免静脉输液,以免增加缺血性脑水肿的蓄积作用。有消化道出血者应暂停鼻饲,改用胃肠外营养。经口进食者,给予高蛋白质、高维生素、低盐、低脂、富有纤维素的饮食。

【并发症观察及护理】

1.脑疝

当病人出现剧烈头痛或极度烦躁不安、频繁呕吐或抽搐、呼吸及心率变慢、血压升高,意识障碍逐渐加重,双侧瞳孔不等大,则提示颅内压明显增高,或再出血,有脑疝形成的可能,应立即报告医生,给予积极脱水治疗。

2.脑心综合征

当脑出血病变波及丘脑下部,导致神经体液障碍时,常引起心脑功能或器质性改变,称为脑心综合征。若患者出现胸闷、气短、发绀、肺底部有湿啰音、心音低钝及心动过速等异常现象时,应进行心电监护,及时通知医生处理。

3.膀胱及直肠功能障碍

危重患者当病变波及半球运动中枢时,如第三脑室受到刺激出现直肠活动性增强,病人排便亢进,便意频繁。注意会阴部皮肤的保护,用温水擦洗,并涂以保护剂;便秘者给予甘油灌肠剂通便;尿失禁或尿潴留者及时给予留置导尿,会阴护理,每日 2 次。

4.肾衰竭及电解质紊乱

脑出血病人常因频繁呕吐、发热、出汗、脱水剂的应用和补液不足而造成失水、电解质紊乱及肾衰竭。遵医嘱给予抽血查电解质及肝肾功能,给予经口或静脉补充电解质。嘱患者多饮水或经胃管注入温开水。

5.消化道出血

由于丘脑下部损伤使迷走神经兴奋,胃肠道功能亢进及发生痉挛性收缩而引起溃疡及出血,是脑出血最常见的严重并发症之一。患者突然出现面色苍白、出汗、脉速、血压骤降、呕血、便血、粪便颜色为柏油样便或从胃管中抽出咖啡色内容物时,应立即通知医生,积极采取措施。暂禁食,建立静脉通道,给予止血药物。严密观察生命体征尤其是血压的变化。

6.肺部感染护理

①口腔护理,每日 2 次;②翻身拍背,每 2 小时 1 次,做好体位引流,鼓励病人咳嗽;③保持呼吸道通畅,及时吸痰吸氧以防窒息,必要时考虑气管切开;④给予足量有效抗生素;⑤做痰培养及过敏试验,为使用抗生素提供依据。

7.压疮护理

保持床单清洁、干燥、平整,定时翻身,观察受压部位皮肤情况。按摩骨骼隆起受压处,并垫以海绵垫、软枕或气圈。有水疱者,用无菌注射器抽出疱内溶液后,涂消毒剂,盖无菌纱布。

8.发热

详见上文体温的观察。

【康复护理】

1.心理护理

患者起病急、重,且有肢体功能障碍,神志清醒患者大都存有恐惧和焦虑心理,表现出抑郁和悲观。了解患者的社会、生理、心理状况,多与患者倾心交谈,帮助排解不良情绪,树立战胜疾病的信心。

2.肢体功能

康复,参见本章第三节瘫痪的护理。

【健康教育】

1.不可改变的危险因素

(1)年龄:是主要的危险因素,发病随年龄的升高而增高。

(2)性别:男性比女性的发生率大约高30%。随着目前人口老龄化,女性寿命普遍长于男性,老年期女性发病率增加,发病率有接近男性的倾向。

(3)家族史:父母双方直系亲属发生脑卒中或心脏病时年龄<60岁,即为有家族史。

(4)种族:不同种族的卒中发病率不同,可能与遗传因素有关。社会因素如生活方式和环境,也可能起一部分作用,我国北方各少数民族的卒中发生率高于南方。

2.可以改变的危险因素及其干预建议

(1)高血压:主要危险因素,90%的脑卒中归因于高血压。其治疗应以收缩压≤140mmHg、舒张压≤90mmHg为目标。对于患有糖尿病的患者,建议血压<130/85mmHg。

(2)吸烟:是缺血性脑卒中的独立危险因素,长期吸烟者发生卒中的危险性增加6倍。可采取咨询专家、烟碱替代治疗及正规的戒烟计划等戒烟措施。

(3)糖尿病:是缺血性脑卒中的独立危险因素,非胰岛素依赖型糖尿病患者发生卒中的危险性增加2倍。建议禁食状态下的血糖水平低于7.0mmol/L。

(4)心房颤动:随着年龄的增长,心房颤动患者栓塞性卒中的发生率迅速增长。对于冠心病、心房颤动及心脏瓣膜并应早期进行积极的治疗。

(5)高脂血症:降低血清胆固醇水平有利于减少脑卒中的危险性,且可以预防颈动脉粥样硬化。限制食物中的胆固醇量;减少饱和脂肪酸,增加多烯脂肪酸;适当增加食物中的混合糖类,降低总热量,维持理想体重并进行规律的体育活动。

(6)无症状颈动脉狭窄:颅外颈内动脉狭窄存在明显的血流动力学改变,血管狭窄程度越重,脑卒中的发生率越高。

3.可能的危险因素及其干预建议

肥胖、过度饮酒、凝血异常、体力活动少及激素替代治疗和口服替代治疗。应禁止过量的乙醇摄入,建议实施正规的戒酒计划。

第五节　帕金森病

帕金森病(PD)又称“震颤麻痹”,是中老年常见的运动障碍性疾病,以黑质多巴胺(DA)能神经元变性缺失和路易小体(Lewy body)形成为特征。本病病因不明,故又称原发性PD。是老年人中第4位最常见的神经变性疾病。患病率随年龄增加而升高,>50岁为500/10万,>65岁为1 000/10万。

【病因及发病机制】

PD病因迄今不明,发病机制可能与下列因素有关。

1.年龄老化

随年龄增长其患病率逐渐增高,黑质DA能神经元、纹状体DA递质水平随年龄增长而逐渐减少。当多巴胺能神经元减少50%,多巴胺的生成减少80%以上时,就会出现PD临床症状。

2.遗传因素

绝大多数PD患者为散发性,约10%的患者有家族史,呈不完全外显的常染色体显性遗传。细胞色素P45O2D6基因突变和某些线粒体DNA突变可能是PD发病遗传易感因素之一。

3.环境因素

流行病学调查显示,长期接触农药、金属和工业溶剂等可能是PD发病的危险因素。嗜神经毒即卜甲基-4-苯基-1,2,3,6-四氢吡啶(MPTP)和某些杀虫剂可能抑制黑质线粒体呼吸链NADH-CoQ还原酶(复合物工)活性,使ATP生成减少,自由基生成增加,导致DA能神经元变性坏死。

【临床表现】

发病年龄平均约55岁,多见于60岁以后,40岁以前发病者少见,男性略多于女性。起病隐袭,缓慢发展。主要表现为静止性震颤、肌强直、运动迟缓、姿势步态障碍四大主症。初发症状以震颤最多(60%~70%),其次为步行障碍(12%)、肌强直(10%)和运动迟缓(10%)。

1.静止性震颤

常为首发症状,多由一侧上肢远端开始,手指呈节律性伸展和拇指对掌运动,如“搓丸样”动作,频率为每秒钟4~6次。有时上肢平伸时可见姿势性震颤,偶可见幅度较小、频率稍快的动作性震颤。

2.肌强直

指被动运动关节时阻力增加。阻力可以为均匀一致的增加,即“铅管样强直”;也可以是振荡式阻力增加,即“齿轮样强直”。主动运动对侧肢体或紧张的思维活动可使肌强直增强,这一现象有助于发现不明显的肌强直症状。

3.运动迟缓

指动作缓慢、自发运动减少。面部表情呆板,常双眼凝视,瞬目少,笑容出现和消失减慢,如同“面具脸”。早期常表现扣纽扣、系鞋带、书写等精细动作困难。特殊表现形式有:写字过小征、表情呆板、眨眼减少和声音单调低沉、行走摆臂幅度减少或消失。检查时可出现快复轮替动作障碍。

4.姿势步态障碍

指平衡功能减退、翻正反射消失，常导致姿势步态不稳、易跌跤。这一症状是病情进展的重要标志，对治疗反应不佳，是残疾的重要原因。在疾病早期，表现为走路时下肢拖曳。随着病情的进展，步伐逐渐变小变慢，启动、转弯、跨越障碍困难，有时全身僵住，不能动弹，称“冻僵”。有时迈步后，即以极小的步伐向前冲去，越走越快，不能及时停步，称慌张步态。体检时在背后轻拉患者可发现平衡功能障碍。

5.其他

便秘、出汗异常、性功能减退及溢脂性皮炎。吞咽活动减少可导致口水过多、流涎。常伴抑郁。睡眠障碍常见。15%～30%的病人在疾病晚期有痴呆、短期记忆和视空间功能减退。

【诊断】

(1)中老年发病，缓慢进行性病程。

(2)四项主征(静止性震颤、肌强直、运动迟缓、姿势步态障碍)中至少具备两项，前两项至少具备其中之一；症状不对称。

(3)左旋多巴治疗有效。

(4)病人无眼外肌麻痹、小脑体征、直立性低血压、锥体系损害及肌萎缩等。

PD临床诊断与死后病理证实符合率为75%～80%。

【治疗】

治疗原则：主要通过药物治疗改善症状；药物治疗失效或出现顽固性运动并发症者可选择功能神经外科治疗改善症状；选择适当的康复治疗，改善运动功能。

1.药物治疗

从小剂量开始，缓慢递增，尽量以最小剂量取得满意疗效。可用抗胆碱能药阻断Ach作用或增强DA能递质功能药物，恢复纹状体DA与ACh递质的平衡。但药物治疗只能改善症状，不能阻止病情发展，需要终生服药。

(1)抗胆碱能药：抑制ACh的作用，相应提高DA的效应，对震颤和强直有效。盐酸苯海索(安坦，Artane)：每次1～2mg，每日3次。东莨菪碱；每次0.2mg，每日3次。

(2)多巴胺替代疗法：为弥补黑质及纹状体重DA不足而给予多巴胺类药物，如左旋多巴(L-Dopa)及复方左旋多巴。左旋多巴是治疗PD最有效的药物或“金指标”。左旋多巴作为DA合成前体可透过血-脑屏障，被脑DA能神经元摄取后脱羧转变成DA，可改善所有的症状，对运动减少有特殊疗效。

1)左旋多巴(L-Dopa)：初始剂量125mg，每日3次，每隔4～5日增加1次，至每日250mg，并增加服药次数，每日4～5次。常用维持量1.5～4g。

2)复方左旋多巴：美多巴和息宁，初始剂量62.5mg(1/4片)，每日2～3次，根据病情而渐增剂量至疗效满意和不出现不良反应为止，一般有效剂量为125～250mg，每日3次，空腹餐前1小时或餐后1.5小时服药。

3)复方左旋多巴控释剂：息宁控释片，特点是缓慢释放和吸收，作用时间较长，可减少或避免剂峰运动障碍(异动症)的产生。但生物利用度较低，起效缓慢，标准剂转换为控释剂时应相应增加每日剂量并提前服用。

(3)多巴胺能受体激动药:一般主张与复方左旋多巴合用,疾病早期或年轻患者可作为首选单独应用。应从小剂量开始,渐增剂量至活动满意疗效而不出现不良反应为止。溴隐亭:初始剂量0.625mg,晨服,每隔3～5日增加0.625mg,6～8周达到治疗效果。通常治疗剂量每日7.5～15mg,每日最大不超过25mg。

(4)单胺氧化酶B抑制药(MAO-B):可抑制神经元内DA分解代谢,增加脑内DA含量。与复方左旋多巴合用有协同作用,减少约1/4的L-Dopa用量,能延缓"开一关"现象出现。司来吉米:2.5～5mg,每日2次,不宜傍晚后应用,以免引起失眠。

(5)金刚烷胺:促进DA在神经末梢的释放和合成,阻止重吸收,同时有抗胆碱能作用。对少动、强直、震颤均有轻度改善作用。50～100mg,每日2次。

2.功能神经外科治疗

外科手术治疗是PD中、晚期患者有效的治疗手段,特别是微电极导向立体定向技术和电生理技术在临床上的应用,减少了PD患者手术的风险。手术方法有神经核细胞毁损术(细胞刀)与电刺激术(即脑深部电刺激术,DBS),手术靶点包括苍白球内侧部、丘脑腹中间核和丘脑底核,对改善对侧震颤有良效。DBS因安全性好,可双侧使用,且可根据症状特点调整刺激参数,故有替代毁损术的趋势。术后仍需药物治疗,部分患者可减少抗PD药物剂量。

3.细胞移植及基因治疗

采用胚胎中黑质细胞移植,近期对改善症状有效,但远期疗效尚未定论,双盲对照研究多数患者出现严重异动症,目前不再推荐使用。神经干细胞移植是近年来兴起的研究热点,动物实验研究显示有效,可能成为今后治疗PD的又一有效手段。

4.康复治疗

为了减轻PD患者的残疾,延缓病情进展和改善生活质量,对患者进行语言、进食、行走及日常生活能力的训练和指导十分重要。晚期卧床者应加强护理,减少并发症的发生。康复治疗可施行语言语调、面部肌肉、四肢与躯干、步态与姿势平衡等锻炼。

【护理】

1.安全护理

(1)设施的安全配备:给患者提供一个安全的环境,移开环境中的障碍物,病房地面及厕所要防滑,病房楼道、门把附近的墙上、厕所及浴室增设扶手,将呼叫器放置患者伸手可及处,防止跌倒、坠床的发生。

(2)定时巡视病房,及时了解患者生活所需,指导患者增强自我照顾能力。

(3)用餐时应防止呛咳或烫伤。避免使用玻璃和陶瓷制品,应使用金属餐具。大剂量左旋多巴可引起直立性低血压,患者注意不要突然起立,避免在一个地方站立较长的时间

2.饮食指导

本病主要见于老年人,胃肠功能多有减退,可合并胃肠蠕动乏力、痉挛、便秘等症状。给予高热量、高蛋白质、富含纤维素和易消化的食物。多食含酪胺酸的食物如瓜子、杏仁、芝麻、脱脂牛奶等可促进脑内多巴胺的合成,多吃新鲜水果蔬菜、谷物、多饮水,促进肠蠕动,保持排便

通畅。患者喉部肌肉运动障碍，导致吞咽困难，进食、饮水尽量保持坐位，注意节律，不宜过快，以免引起噎塞和呛咳。

3.心理护理

本病由于病程较长，加上动作迟钝、语言断续、“面具脸”等自身形象的改变，患者易产生自卑、抑郁心理，回避人际交往，甚至厌世。护士应鼓励患者主动配合治疗及护理，耐心倾听患者的心理感受，鼓励患者自我护理，如穿衣、吃饭、移动等，增加其独立性及自信心。

4.药物治疗护理

(1)用药指导：PD患者用药有明显的个体差异，患者应严格遵医嘱服药。护士要详细交代服药的时间、剂量及副作用，并为患者准备一份服用药物清单，一方面指导患者正确服药，一方面有助于医生了解病情及调整用药做参考。要提醒患者定时坚持服药，不能擅自停药。

(2)药物不良反应的观察

1)“开一关”现象：是PD患者长期服用左旋多巴制剂后出现的不良反应，多数在服药3～5年出现。当药物开始起作用时，患者活动自如，处于“开”状态；当药物失去作用时，患者活动困难，称为“关”状态，通常持续几小时，多发生在下午。

2)异动症：一般在服用左旋多巴1～2小时出现不自主运动，包括肢体舞动、躯干摆动、下颌运动、痉挛样动作，或者坐立不安。

3)剂末现象：因患者长期服药后对药物的敏感度下降，即在药物即将失去作用时.患者的症状比平时更加严重。

4)胃肠道不适：表现为恶心、呕吐等，可通过逐步增加剂量或降低剂量克服。

5)精神症状：服用苯海索(安坦)、金刚烷胺等药物，患者易出现幻觉。遵医嘱给予停药或减药，以防发生意外。

5.加强肢体功能锻炼

早期应鼓励患者积极参与活动，如散步、太极拳、床旁体操等，注意保持身体和关节的活动强度与最大活动范围，防止关节固定、僵直、肢体挛缩。晚期患者出现显著的运动障碍，帮助患者活动关节，按摩肌肉，以促进血液循环。定期练习腹式呼吸以促进肠蠕动。每天对镜子做“鬼脸”，以预防“面具脸”的出现。

【健康教育】

护士向患者及家属宣传PD的危险因素、药物治疗和康复锻炼的有关知识。稳定患者病情及情绪，以减轻患者及家属的心理压力，配合治疗，使患者身心健康地回归社会。生活上早期鼓励其多做运动，尽量做到生活自理，晚期时生活上给予周密照顾，肢体给予被动运动，勤翻身，做好并发症的预防。目前对帕金森病尚没有根治的方法，但是早期正规治疗、用药及护理，是可以改善其临床症状，提高其生活质量，延缓病情的发展，延长患者的生命。

第五章　风湿免疫系统疾病

第一节　类风湿关节炎

类风湿关节炎(RA)是一种的慢性、进行性关节病变为主的全身性自身免疫性疾病。其特征是对称性关节炎,以双手、腕、肘、膝、踝和足关节的疼痛、肿胀和晨僵为常见。

【常见病因】

病因学类风湿关节炎的发病可能是一种受抗原驱动的“激发-连锁免疫反应”的过程。感染和自身免疫是RA发病和病情迁延的中心环节,而内分泌、感染、遗传和环境因素则增加了RA的易感性。这些因素在发病过程的不同阶段发挥了不同的作用。因此,RA的发生是上述几种或多种因素共同的结果。

【临床表现】

1.起病方式

(1)慢性发病型:超过50%的RA患者呈隐匿性发病。该型起病多以全身症状为主,如疲乏、不适或伴有全身肌肉疼痛。关节肿痛可出现多个部位,此起彼伏。RA患者的慢性关节炎可导致关节周围肌肉萎缩和肌无力等。部分患者可有低热、疲乏及体重减轻等全身表现。

(2)急性发病型:5%～15%的患者属急性发病型,尤其多见于老年患者,关节肿痛等症状可在几天内出现。

(3)亚急性发病型:该型占RA的5%～15%,其受累特点与急性型相似,一般在一周或数周内出现,全身表现较重。

2.关节受累的特点

本病最初受累的关节多为近端指间关节、掌指关节和腕关节在RA最具特征,其他为肘关节、颞颌关节及胸锁关节等。

3.典型的关节表现

(1)晨僵:清晨睡醒后感到病变关节或附近肌肉发僵,翻身及下床活动不灵,手握拳不紧,难以完成扣衣扣动作,以及步行困难等,需要经过肢体缓慢活动后,这种发僵感才能得到明显减轻。

(2)疼痛和触痛:多数患者有明显的关节疼痛和按压痛。

(3)肿胀:主要是由于关节腔积液、滑膜增生及组织间水肿而致。

(4)关节畸形:早期如未得到及时合理的治疗,大多数患者最终会发展为关节破坏和畸形。

(5)骨质疏松:与成骨细胞功能的降低、溶骨作用增加、钙吸收减少有关。

4.不同关节的表现

手关节呈梭形肿胀、“纽孔花”样畸形、“天鹅颈”样畸形、尺侧偏移畸形;腕关节呈尺腕背侧半脱位、腕骨桡侧移位伴月骨尺侧移位；也可累及足关节、膝关节。

5.关节外表现

为血管炎、类风湿结节、心脏和胸膜受累等。

【辅助检查】

1.血液化验

全血细胞计数、血沉、C反应蛋白(CRP)测定、类风湿因子、肝肾功等

2.X线检查

手、足及病变部位。

3.关节液检查

【治疗原则】

包括早期治疗、联合用药、个体化治疗方案、功能锻炼。

【护理】

1.护理评估

(1)病因：患者有无感染、遗传、寒冷、潮湿、外伤、吸烟等因素。

(2)主要临床表现：患者有无疲乏、不适、关节肿痛、晨僵、关节畸形表现和疼痛评分。

(3)精神情感状况。

(4)护理查体：触痛、关节肿胀、关节畸形、关节活动范围。

(5)辅助检查：类风湿因子、抗核周因子、抗角蛋白抗体红细胞、白细胞、血小板及急时相反应指标如C反应蛋白、血沉等。

2.护理要点及措施

(1)疼痛的护理：疼痛的关节可出现于多个部位，严重影响RA患者的生存质量。RA患者的主要治疗目的在于减轻炎症，抑制病变不可逆骨质破坏，尽可能保护关节肌肉的功能。

1)疼痛的评估：每日评估疼痛的程度，疼痛的程度可用视觉分级评定法(VAS)进行半客观量化。以10 cm长的标尺，0为不疼痛，10 cm为最大疼痛。患者自行在标尺上标出疼痛得分，护士应及时记录，并根据疼痛程度采取相应的护理措施。

2)疼痛的干预：物理疗法如：热疗法、水疗法及按摩等可起到缓解疼痛。必要的药物治疗、音乐疗法及心理治疗均为有效的疼痛干预措施。

3)认知-行为的干预对关节炎疼痛的管理：CBT途径作为一种创新的治疗方法，有效的管理风湿性疾病患者疼痛和能力丧失问题。CBT包括3个基本的因素即：治疗的基本理论、应对技能训练和应对训练中的预防挫折发生的方法。其中应对技能训练包括放松法、想象训练、活动与休息循环训练法、认知重建训练法。接受CBT治疗的患者有效地降低了病情进展、治疗费用、抑郁、焦虑和不能自理的水平。

(2)提高日常生活活动能力护理。

1)RA患者日常生活活动能力的评价。手功能的评价，包括手的抓、握功能两个方面，抓握功能有手握、柱状握和精细拿捏三种类型；非抓功能是指将手静态地保持伸展或屈曲的位置上的功能，如折书报、抚平床单等职业能力。家庭社会经济状况评价了解患者的职业和家庭状

况,有利于适时调整患者工作状态和心态。

2)个人作业训练:根据患者病情鼓励做自己力所能及的工作。应鼓励尽量完成日常生活训练,如进食、取物、梳洗、拧毛巾、穿脱衣物等。对已出现功能障碍的患者,为达到生活自理。

3)运动练习:在疾病的急性期、有全身症状以及其他活动性病变,是进行运动训练的禁忌证。亚急性期可做关节活动范围内的被动和主动运动、静力运动。慢性期主要进行伸展性锻炼,等长、等张的需氧锻炼。①被动锻炼基本要点:一是固定,可减少关节负重,缓解疼痛,固定时可辅助牵引。二是注意被动活动,可用摆动、震动和牵张的形式进行;②主动锻炼主要运动形式有:静力收缩(等长收缩),指只有肌肉收缩,肌肉长度保持不变,而没有关节活动;适用于保持和恢复患者的肌力;动力锻炼(等张性收缩),指肌肉收缩时伴有肢体移动,和关节在正常活动范围内的活动;锻炼时注意不要引起疼痛;③耐力锻炼通过耐力锻炼可增加病人的氧容量,改善心肺功能,如骑车、游泳、舞蹈等锻炼。

(3)药物治疗的护理。

1)口服药物是治疗类风湿关节炎患者的主要途径,应讲解药物的治疗作用和不良反应。根据 RA 药物治疗须早期施用、缓慢起效、长期服药以及高度个体化的特点,护理上应加强药物治疗的心理护理,使病人放下思想包袱,早期接受治疗。

2)加强患者的依从性,保证疗效。在抗风湿药物特别是慢作用药缓慢起效的过程中,坚持在医师指导下长时程规则用药,增强其对治疗的依从性,避免多处就诊,反复调换用药,从而避免延误治疗时机。

3)熟悉治疗药物种类,做好不良反应的监测。治疗类风湿关节炎的主要药物包括 4 类即非甾体抗炎药、病变缓解性抗风湿药、免疫抑制药和糖皮质激素。①非甾体抗炎药(NSAIDs):是一类具有抗炎、解热和镇痛作用的药物,NSAIDs 主要是通过抑制前列腺素(PG)环氧化酶(cox),阻止花生四烯酸转化为 PG 而发挥镇痛消炎和解热作用;目前常用的 NSAIDs 有阿司匹林、吲哚美辛、萘普生、布洛芬双氯酚酸、美洛昔康、尼美舒利、塞来昔布等;NSAIDs 的主要不良反应表现在以下几个方面;胃肠道不良反应:血液系统可见白细胞、血小板降低过敏反应神经系统症状,根据 NSAIDs 的不良反应,护士应合理给药时间,应在患者进食 30 分钟内给药,以减少胃部刺激症状;注意观察相应不适症状;②具有阻止类风湿关节炎(RA)病情发展的一类药物统称改善病情抗风湿药(DMARDs),或病情缓解药;主要种类 DMARDs 包括慢作用抗风湿药和免疫抑制药两类;抗疟药(羟氯喹和氯喹)、柳氮磺胺吡啶、青霉胺、金制剂,不具备即刻的临床疗效,而是数周或数月后才开始缓慢起效,故称为慢作用抗风湿药;柳氮磺胺吡啶(SASP):不良反应主要有恶心、呕吐、厌食、肝损害、皮疹,偶见白细胞、血小板减少;对磺胺类药物过敏者勿用。抗疟药:临床上常用的抗疟药有羟氯喹和氯喹;服药后 3～6 个月起效;常见的不良反应为皮疹、视网膜损害,故应定期做眼底检查;羟氯喹比氯喹不良反应少;③免疫抑制药:常用的免疫抑制剂有甲氨蝶呤(MTX)、来氟米特、环孢素 A 等;可能与抑制二氢叶酸还原酶有关,使细胞内叶酸缺乏、核蛋白合成减少,从而抑制细胞增殖及复制。不良反应主要有肝损害、骨髓抑制、胃肠道症状、皮疹,偶有肺纤维化;④糖皮质激素:能用非甾体消炎药控制症状的,应尽量不用糖皮质激素;糖皮质激素没有改变病情的、阻止关节侵蚀破坏的作用,故应与病情改变药联合使用;RA 是一个慢性病程,并多于中老年发病,激素相关的不良反应会更加明显；因此，使用糖皮质激素，特别是长期使用糖皮质激素不宜提倡，避免使用不当出现感染及无菌性骨坏死等危害。

3.健康教育

(1)避免使病情加重或复发的因素。环境潮湿、气候寒冷、过度疲劳、精神刺激及生活不规律等，都可使RA患者关节症状加重，应设法避免。

(2)坚持关节功能锻炼，保持关节的功能位。类风湿关节炎急性炎症控制后，即应开始关节功能锻炼。关节锻炼，可以增加肌力，防止关节挛缩、强直和肌肉萎缩。锻炼要循序渐进，持之以恒。类风湿关节炎患者可出现关节畸形、活动受限，个别关节可能完全不能活动因而影响工作和日常生活，甚至部分晚期病人生活不能自理。为了防止这种不良后果产生，应该告诉患者，患病后即应使自己的病变关节尽可能处于正常功能状态。

(3)定期复查。在接受药物治疗期间应定期到门诊复查，以便医师及时了解患者对药物治疗的反应、疗效，以及可能产生的不良反应，随时根据病情调整治疗方案。即使在治疗过程中疗效或不良反应均不明显，治疗方案暂时不变者，也应定期到门诊检查血、尿常规以及肝、肾功能。通常在接受药物治疗前先进行有关检查，便于和治疗后做对照。以后每2～4周复查1次，如无异常，可延长至1～2个月甚至3个月或6个月复查1次。具体情况由接诊医师安排。

(4)合理饮食。补充足够的蛋白质、糖和维生素，食物以易消化为宜，避免刺激性以及生冷硬的食物。对于服用非激素类抗炎药物或皮质激素的患者，如有水肿或血压高并发症时，还需要适当控制水分和盐的摄入。

第二节　系统性红斑狼疮

系统性红斑狼疮(SLE)是一种原因未明，以多系统或器官病变和血清中出现多种自身抗体为特征的自身免疫性疾病，发病高峰年龄15～45岁，女性患病是男性的9～13倍。

【常见病因】

系统性红斑狼疮的病因目前不明，但普遍的看法认为是环境因素(药品、毒物、饮食、感染等)作用于一定遗传背景(包括组织相容抗原、细胞因子、细胞受体、细胞因子受体等)表达的不同型别，包括性激素的影响诸因素作用形成的结果。因此，遗传素质很强则弱的环境也可引起发病、反之遗传素质不很强，但环境刺激足够强也可致病。

【临床表现】

1.一般症状

疲乏无力，发热和体重下降。

2.皮肤黏膜

分为特异性和非特异性两类。

(1)特异性：表现为蝶形红斑、亚急性皮肤红斑狼疮、盘状红斑和新生儿狼疮。

(2)非特异性：表现为光过敏、脱发、口腔溃疡、皮肤血管炎、雷诺现象、荨麻疹样皮疹，少见的还有狼疮脂膜炎或深部狼疮及大疱性红斑狼疮。

3.骨骼肌肉

关节痛、关节炎、关节畸形。肌痛、肌无力、炎性肌病见于5%～11%的患者,但CK通常不超过1 000 U。

4.心、肺

心包炎、心肌炎、心瓣膜病变、胸膜炎等病变。

5.肾

狼疮肾炎。

6.神经系统

抽搐、精神异常、器质性脑综合征、痴呆和意识改变等。

7.血液

贫血、白细胞减少、血小板减少、淋巴结肿大和脾大。

8.消化系统

食欲缺乏、恶心、呕吐、腹泻、腹水、肝大、肝功异常、胰腺炎等。

9.其他

甲状腺功能亢进或减退、干燥综合征等。

【辅助检查】

1.常规化验

贫血、白细胞、血小板减少、尿检异常、ESR增快、肝功和肾功异常、血脂、CK和LDH升高等。

2.免疫学检查

补体C3、C4和CH50降低,抗组蛋白,抗磷脂抗体和梅毒血清反应阳性。

3.皮肤狼疮带

皮损部位阳性率为86%～90%,前臂非皮损部位50%,非暴露部位为30%。

【治疗原则】

1.基本治疗

(1)心理及精神支持。

(2)避免日晒或紫外线照射。

(3)预防和治疗感染及其他并发症。

(4)依据病情选用适当的锻炼方式。

2.药物治疗

(1)非甾体类消炎药(NSAIDs):适用于有低热、关节症状、皮疹和心包及胸膜炎患者,有血液系病变者慎用。

(2)抗疟药:氯喹,主要不良反应为心脏传导障碍和视网膜色素沉着,应定期行心电图和眼科检查。

(3)糖皮质激素:依据病情选用不同的剂量和剂型。

(4)免疫抑制药:①环磷酰胺:对肾炎、肺出血、中枢神经系统血管炎和自身免疫性溶血性贫血有效;②硫唑嘌呤:对自身免疫性肝炎、肾炎、皮肤病变和关节炎有帮助;③甲氨蝶呤:对关节炎、浆膜炎和发热有效，肾损害者需减量，偶有增强光过敏的不良反应；④环孢素 A(CsA)，目前主要用于对其他药物治疗无效的 SLE 患者；⑤长春新碱：对血小板减少有效。

(5)其他治疗：大剂量免疫球蛋白冲击，血浆置换，适用于重症患者，常规治疗不能控制或不能耐受，或有禁忌证者。

(6)狼疮肾炎的治疗：①糖皮质激素；②免疫抑制药；③血浆置换与免疫吸附疗法；④大剂量免疫球蛋白冲击治疗；⑤其他：如抗凝血药，全身淋巴结照射及中药，肾功能不全者可行透析治疗。

【护理】

1.护理评估

(1)入院相关因素：首发症状及可能的诱发因素(感染、药物及妊娠)。

(2)皮肤完整性：皮疹形态、发生部位及与日晒、药物和妊娠的关系；有无脱发、黏膜溃疡、雷诺现象和口眼干燥。

(3)关节功能受损情况：受累关节是否对称，关节肿胀持续时间，晨僵情况，是否留有畸形；有无肌痛、肌无力。

(4)多系统受累情况：肾功能受损表现，如尿量、尿蛋白、血尿等；神经精神症状及病史；有无出血倾向：皮肤、牙龈、月经量。

(5)用药情况：激素和免疫抑制药的应用情况，包括剂型、剂量和用药时间及疗效和不良反应。

2.护理要点及措施

(1)加强主动预防观念：SLE 是一种免疫介导的疾病，在遗传易感因素基础上经不良因素诱发所致。SLE 病情特点之一，即复发和缓解交替出现，只有对危险因素有效控制，才能减少复发次数。部分患者有一定的自我监测病情的意识，但由于受多方面因素的限制，常常不能及时得到专科治疗指导。因此，与主动介绍预防本病复发或加重的相关因素非常重要。

(2)采取有效应对措施，减少并发症的发生：①SLE 为一种慢性疾病，临床表现呈多样性。病程中发生频次较高和症状较为严重的并发症为感染、高血压、和精神神经症状等，SLE 的活动指数与感染发生平行；为了减少并发症的发生，应加强对患者疾病知识的教育，增进患者自我照护能力；②糖皮质激素是治疗 SLE 的重要药物之一，治疗中常出现物质代谢和水盐代谢紊乱，需注意其不良反应的发生；糖皮质激素用药后应对电解质的变化监测，并将低血钾、低血钙的临床表现和常规纠治方法常识告诉患者.以保持正常的生理状态。

(3)加强患者自我保健教育，提高生活质量：由于病程长，病情变化大，患者院外生活脱离医护人员监控，所以加强自我保健对预后尤为重要。复发患者对治疗用药目的及不良反应了解不够，部分患者错误地认为该病能够彻底治愈，以致不能坚持正规治疗方案。针对这些情况，应加强对再入院患者疾病相关知识的教育，以达到良好的治疗效果。

(4)心理护理：SLE 患者心理压力较大，特别是糖皮质激素引起所有患者出现体象失调，使患者处于不良的心理状态。护理中要特别重视患者的心理状态，医护人员经常通过耐心细致的解释开导，调动患者主观能动性，以积极的心态去接受治疗。

(5)饮食护理：加强饮食护理，补充足够的蛋白质、糖和维生素，食物以易消化为宜，避免刺激性以及生冷硬的食物。

3.并发症护理

(1)狼疮肾炎患者的护理:肾脏表现是 SLE 最重要的临床表现之一,几乎所有的 SLE 患者在病程中均可出现肾脏受累,肾穿刺活检术成为确定肾脏病变的重要方法。主要护理要点如下。

1)密切监测血压,每日 3 次,告知病人在血压较高的时候应卧床休息,避免猛起、猛坐。

2)指导病人摄取低盐饮食,避免因摄入过多含钠食物如挂面、熏肉、火腿等食物导致体内钠水潴留引起水肿。

3)高蛋白饮食。

4)各班次详细准确地记录病人出入量,为医师提供准确的信息,以便及时调整药物治疗方案。

5)留取 24 小时尿蛋白标本,避免因患者操作不当而影响检查治疗的时间。

6)应用肾上腺皮质激素时,应做好用药指导,药疗护士、治疗护士应在给药前介绍药物的主要作用和可能存在的不良反应,预防药物引起的骨质疏松和电解质紊乱。

7)应用甲氨蝶呤等免疫抑制药时,多数患者会存在恶心、厌食等表现,应及时通知医师。

8)应用环磷酰胺时,为预防出血性膀胱炎,注意督促患者饮水(24 小时内饮温开水 3 000 ml),并及时观察尿色尿量。

(2)狼疮神经系统受累的护理:神经系统的各个部分均可受累,临床表现多种多样,包括头痛、头晕、注意力下降、各种运动障碍、颅内压升高、癫痫、卒中甚至昏迷状态,因癫痫发作比较突然,护理措施如下。

1)立即通知值班医师。癫痫发作时护士必须在病人床旁。

2)立即给予病人吸氧、吸痰,迅速将牙垫或压舌板放入病人口中,防止病人舌咬伤或者舌后坠。

3)防止病人坠床,必要时给予约束带,但要征得家属同意。

4)遵医嘱给予降颅压药物,如甘油果糖、甘露醇等药物,注意观察药物不良反应,如电解质失调等。

5)遵医嘱给予镇静、抗惊厥药物治疗,注意密切观察病人的呼吸。

6)做好家属的心理护理。

7)护理记录单做好详细准确的记录。

4.健康教育

(1)饮食:患者应摄取足够的营养,如蛋白质、维生素、矿物质,饮食以清淡为宜。如果内脏器官受到侵犯,或蛋白尿严重,吃素则会加重营养不良,造成蛋白质过低,影响病情康复。肾病患者的水分、盐分宜做适度限制。若有糖尿病,淀粉与糖分宜适度控制。服用类固醇期间,由于食欲增加,应减少高热量饮食,避免体重快速增加。避免大量的烟、酒或刺激性食物。食物以熟食为佳,少食加工腌制食品。骨质疏松可以使用维生素 D、补充钙。

(2)运动:运动可以促进血液循环,增进心肺功能,保持肌肉、骨骼的韧性,对任何人都有助益,狼疮病人自不例外,只要不是伤害性、碰撞性的。不要过度疲劳。避免日晒过多,适当运动是应鼓励的。患者体力较差，宜避免过度劳累或过长的工作，对光敏感者宜避免阳光暴晒的工作。

(3)生活照顾：定期追踪、按时服药。定期追踪可早发现问题，尽早处置。接受药物治疗者每个月就诊1次，已停药者每2～3个月门诊复查1次。

(4)自我检查：养成每日检查身体各部位是否有红斑、瘀点、瘀斑、水肿、皮肤破损等症状，早期发现问题，尽早就诊。

(5)避免日晒：狼疮病人对阳光敏感，是紫外线的β波长所造成的，应尽量避免日照，外出时打伞、戴帽、戴墨镜或穿长袖衣衫。外出前30分钟涂抹防晒霜。

第三节　强直性脊柱炎

强直性脊柱炎(AS)是一种慢性进行性炎性疾病，主要侵犯骶髂关节、脊柱骨突、脊柱旁软组织及外周关节，并可伴发关节外表现。

【常见病因】

流行病学调查结果显示，强直性脊柱炎患病率0.26%。已证实，强直性脊柱炎的发病与人类白细胞抗原(HLA)-B27密切相关，并有家族发病倾向。

【临床表现】

腰背部或骶髂关节疼痛和(或)发僵：半夜因腰痛醒来，翻身困难；腰背部活动受限甚至脊柱畸形；少数患者发热、疲劳、消瘦、贫血；肌腱末端病；眼色素膜炎；主动脉瓣关闭不全、心脏扩大及传导障碍；肺纤维化；神经系统症状：阳痿、夜间尿失禁、膀胱和直肠感觉迟钝。

【辅助检查】

1.化验检查

全血细胞计数、血沉、C反应蛋白(CRP)测定、HLA-B27、肝肾功能等，免疫学及血、尿、粪常规，必要时做尿粪培养。

2.X线检查

骶髂关节及受累脊柱、外周关节。

3.关节液检查

4.其他

心电图、胸部X线正位片。

【治疗原则】

1.非药物治疗

(1)功能锻炼能够改善患者的预后。如特定的背部锻炼可改善强直性脊柱炎患者疼痛、僵硬、功能状态和生活质量。指导患者正确进行功能锻炼，目的在于保持脊柱功能位置，增强椎旁肌力和增加肺活量。站立时尽可能保持挺胸、收腹和双眼平视的姿势，坐位应保持胸部直立位。应睡硬板床，多取仰卧位，避免促进屈曲的体位。枕头要低，一旦出现胸椎及颈椎受累，应不用枕头。

(2)减少或避免引起持续疼痛的体力活动。定期测量身高,保持身高记录是防止不易发现的早期脊柱侧弯的好措施。

(3)坚持游泳,使全身得到锻炼,防止脊柱强直。

(4)对炎性或其他软组织的疼痛选择适合的物理治疗。

2.药物治疗

(1)非甾类抗炎药:此药物可迅速改善患者腰背部的疼痛和发僵,减轻关节肿胀和疼痛,从而可增加关节活动范围,用药过程中应注意监测药物的不良反应。对患者的最佳选择要因人而异,强调个体化的原则。

(2)柳氮磺吡啶:特别适用于改善强直性脊柱炎患者外周关节的滑膜炎,不良反应包括消化道不适,皮疹、血细胞减少、头痛、头晕等。磺胺过敏者禁用。

(3)甲氨蝶呤:活动性强直性脊柱炎患者经柳氮磺吡啶和非甾类抗炎药无效时,可用甲氨蝶呤,不良反应包括胃肠不适、肝损伤、肺间质炎症和纤维化、血细胞减少、脱发、头痛、头晕等,故在用药前后应定期复查血常规、肝功能及其他有关项目。

(4)糖皮质激素:少数病例即使使用大量消炎药也不能控制症状时,甲泼尼龙每日 15 mg/kg 冲击治疗,连续 3 天,可缓解疼痛。对其他治疗不能控制的下背痛,在 CT 指导下行糖皮质激素骶髂关节注射,部分患者可改善症状,疗效可持续 3 个月左右。应注意口服糖皮质激素治疗不能阻止本病的发展,还会因长期治疗带来不良反应。

3.生物制剂

抗肿瘤坏死因子 α 单克隆抗体用于治疗活动性或对消炎药无效的强直性脊柱炎。本品的主要不良反应为感染、严重的过敏反应及狼疮样病变。

4.局部治疗

强直性脊柱炎患者在病程中出现虹膜睫状体炎,应接受眼科专家的治疗和随访。单发或多发的肌腱末端炎,因部位表浅使用选择一些非甾类抗炎药的外用剂型,如国内已上市的扶他林乳胶剂(含双氯芬酸)、优迈霜(含依托芬那酯)、布洛芬凝胶及普菲尼德(均含桐基布洛芬)等。在全身治疗的基础上,对单发或少数难以消退的非感染性关节腔积液,可采用关节腔穿刺,先抽出液体再注入糖皮质激素。

【护理】

1.护理评估

(1)病因:是否有家族病史或感染史。

(2)病情评估:采用国际通用的毕氏强直性脊柱炎患者病情评估法和毕氏强直性脊柱炎患者功能指数评估法,评估内容包括疲劳、脊柱痛、外周关节痛、局部压痛、晨僵 5 种不适症状。

(3)自我保健知识:包括功能锻炼和饮食营养保健常识掌握情况。

(4)营养评价:采用身高体重测量法。

(5)心理评估:采用症状自评量表(SCL-90)对患者的焦虑和抑郁状态进行评估。

2.护理要点及措施

(1)避免诱因,加强保健知识宣教。首先要增强患者的预防意识,告知患者避免感染、着凉,以减少或避免强直性脊柱炎的复发。其次,让患者了解强直性脊柱炎的早期临床表现,以便及早就医诊治,最大限度地减少强直性脊柱炎的误诊率、致残率。

(2)疼痛的管理:适度运动能舒松紧缩的肌肉,减轻痉挛,促进血液循环,防止致痛物质堆积,促进炎症消散。运动时肌肉收缩运动所产生的生物电,有助于钙离子沉积,从而减轻疼痛。主动运动能把注意力转移到运动上,起到分散注意力的作用,从而减轻疼痛。

运动过程中注意:①掌握运动方法,运动量因人而异;指导病人改变体位,尽量在非负重状态下进行,以减轻运动量,体力不支者开始可只做床上运动;②为保证病人充分休息,可为其提供多个软枕、硬板床和低枕,以保持各关节的功能位置;③白天避免长时间一种姿势不变,即便是看电视、输液亦不可长时间睡着不动,可选坐、卧位交替或在床边小范围走动;④运动要持之以恒,有研究结果显示运动干预减轻强直性脊柱炎引起的疼痛优于单纯药物治疗。

(3)功能锻炼:医疗体操对促进关节功能改善、维持脊柱生理弯曲、保持良好的扩胸活动度、防止或减轻肢体废用及肌肉萎缩、降低致残率起着重要的作用,是治疗 AS 必不可少的辅助手段,值得在 AS 患者中普及推广。

(4)加强营养供给:原则是给予充足的糖、蛋白质和脂肪、矿物质及维生素。

(5)重视 AS 患者可能出现的抑郁临床症状,如忧郁、易激怒、睡眠障碍、性兴趣减退、能力减退、兴趣丧失、自我评价低、生活空虚感等。早期诊断该病,早期治疗。

3.健康教育

患者的健康教育是强直性脊柱炎非药物治疗的重要组成部分,包括长期规律的体能锻炼。

(1)对患者及家属进行疾病知识教育,使得患者主动参与治疗健康教育、行为的治疗。患者的家庭成员应该参与有关疾病知识的了解,尽可能的关心患者。对家庭成员有症状的应尽明确诊断、早期治疗。

(2)咨询和自我帮助项目等工作的开展提高了强直性脊柱炎患者的对治疗的依从性,减轻他们的疼痛症状,可积极影响患者的健康状况、依从性和功能状态;同时可减少治疗花费。

(3)鼓励患者进行疾病防治知识的学习,医疗机构也应向患者提供多形式的健康教育资料,比如书籍、录像等。

(4)患者正确学会冷与热的使用,以减轻僵硬感。

(5)如果患者会游泳,应鼓励患者坚持进行规律的游泳锻炼。患者应进行每天 2 次的深呼吸运动,以保持良好的扩胸度。

(6)对于吸烟的患者应劝其戒烟。

第四节　干燥综合征

干燥综合征(SS)是一种侵犯外分泌腺体为主的慢性自身免疫性疾病,可伴有系统损害。

【常见病因】

病理特点为受累组织有大量淋巴细胞和浆细胞浸润。本病可单独存在(原发性),也可合并其他自身免疫性疾病(继发性)。

【临床表现】

1.腺体受累表现

(1)眼:灼热、刺痛、畏光、发痒、异物感等。

(2)口腔:口干、吞咽干食困难;舌、唇、口腔黏膜皲裂或溃疡;反复发生的腮腺肿大。

(3)耳鼻咽:鼻腔分泌物减少或呈干黄痂,鼻出血,声音嘶哑,反复发作中耳炎。

(4)呼吸系统:出现干咳和呼吸困难,肺功能异常、肺有间质改变。

(5)胃肠:胃酸减少、胃酸缺乏,萎缩性胃炎,亚临床型胰腺炎多见。

(6)皮肤:皮肤干燥、粗糙,少汗。

(7)生殖系:阴道干燥,外阴炎、阴道炎。

2.腺体外表现

(1)全身性:疲乏无力,低热。

(2)皮肤黏膜:雷诺现象;可触性紫癜样皮疹;结节性红斑,可有口腔黏膜溃疡。

(3)关节和肌肉:关节痛、关节炎和多肌炎。

(4)淋巴结病:淋巴结增生。血管免疫母细胞淋巴结病和淋巴瘤。

(5)神经系统:表现为癫痫、偏盲、多发性硬化样病变和脑神经病变。

(6)血液系统:贫血、白细胞减少和血小板减少。

(7)肝:肝大、肝功异常,部分患者合并有胆汁性肝硬化或慢性活动性肝炎。

【辅助检查】

1.确定眼干试验

Schirmer 试验。

2.确定口干试验

含糖试验。

3.化验及其他检查

血尿粪常规;血沉、C 反应蛋白(CRP)测定、肝肾功能、免疫球蛋白、超声检查等。

【治疗原则】

替代、补充治疗原则。

1.对症治疗

(1)眼干:用人工泪液替代治疗,以减轻眼干。

(2)口干:①注意口腔卫生,经常饮水保持口腔湿润,避免用脱水和阿托品类药物;②咀嚼无糖口香糖刺激唾液分泌;③溴己新 16 mg,每日 3 次,可以增加腺体分泌,减轻口干。

(3)有关节症状者可用 NSAIDs。

(4)有肾小管酸中毒者应补钾,纠正水、电解质紊乱。

2.氯喹

对纠正高球蛋白血症,降低血沉和改善贫血可能有帮助。

3.糖皮质激素

适用于:①有严重的系统损害如弥漫性肺间质纤维化、肾小球肾炎、慢性活动性肝炎等;②

高球蛋白血症性紫癜；③坏死性血管炎；④广泛的淋巴结增生；⑤腮腺持续性、反复肿大。

【护理】

1.护理评估

(1)口、眼症状的发生时间、严重程度、进展情况。

(2)腮腺炎的症状和体征。

(3)有无夜尿增多，软瘫和骨折病史。

2.护理要点及措施

(1)戒烟酒。

(2)保持口腔清洁，勤漱口。

(3)人工泪液滴眼，睡眠前以眼药保护角膜

3.健康教育

(1)注意口腔及眼睛的卫生，减少摩擦，避免感染。

(2)预防感冒及其他病毒感染。

(3)精神舒畅，树立较长时间治疗的信心。

(4)应避免进食辛辣火热的饮料和食物，忌食辛辣、香燥、温热之品，并严禁吸烟、饮酒。

第五节　贝赫切特病

贝赫切特病(BS)是一种以葡萄膜炎、口腔溃疡、多形性皮肤损害、生殖器溃疡等为特征的多系统、多器官受累的疾病。

【常见病因】

病因尚未确定，可能为病毒、链球菌、结核杆菌感染、结缔组织病、环境因素、微量元素改变(病变组织内，多种微量元素增高，有机氯磷及铜增高)、遗传因素(如 HLA-B5)密切相关。近年有纤溶系统缺陷学说，基本上认为本病患者的纤溶系统处于低下状态，容易使多组织器官发生血管炎或血管栓塞。

【临床表现】

临床表现极为复杂，主要指征：①反复发作的口腔黏膜溃疡；②皮肤结节样红斑、皮下栓塞性静脉炎、毛囊炎样皮疹，皮肤对刺激过敏；③生殖器溃疡；④反复发生的前房积脓性虹膜睫状体炎及(或)脉络膜视网膜炎。

次要指征：①关节红肿疼痛；②消化道病变；③附睾炎；④栓塞性血管病、动脉瘤；⑤中枢神经系统病(脑干综合征、脑膜脑炎综合征等)。

【辅助检查】

1.皮肤刺激试验

前臂屈面皮内注射生理盐水 0.1 ml，48 小时出现直径大于 2 mm 红色硬结或小脓疱、小丘疹者为阳性，提示中性白细胞趋化性增强，阳性率约 40%。

2.化验检查

C 反应蛋白(CRP)测定、红细胞沉降速度及白细胞分类。

3.眼部检查

裂隙检查可以发现特征性的前房积脓，但出现率仅为 40%。

4.荧光素眼底血管造影检查

Behcet 病性葡萄膜炎典型地表现为视网膜血管炎，荧光素眼底血管造影检查对评价视网膜血管改变有重要价值。

【治疗原则】

(1)有全身症状时应适当休息，增加营养，服用维生素 B、维生素 C 等。

(2)在急性期应用肾上腺皮质激素类药物，如泼尼松(强的松)每日口服 20～40 mg。但在血栓性静脉炎及中枢神经系统受累者，使用激素时常需同时应用抗生素。病情稳定后，应逐渐减少激素剂量。

(3)免疫抑制药，如环磷酰胺或硫唑嘌呤等与激素联合应用。

(4)中医治疗，以清热、解毒、燥湿、祛风、止痒和镇痛为主。

(5)注意保持外阴清洁、干燥、减少摩擦等。

【护理】

1.护理评估

(1)口腔溃疡：为本病最早出现的初发症状，可反复发作。可发生于口腔黏膜的任何部位和舌部及扁桃体。

(2)眼部症状：发生较晚而危害较大。

(3)外生殖器溃疡：女性以阴唇溃疡多见，多在小阴唇和大阴唇的内侧，其次在前庭黏膜及阴道口周围。

(4)皮肤症状：以结节性红斑最多见，亦可见多形性红斑及痤疮样皮疹，针刺皮肤有过敏反应。

(5)心血管系统：表现为过敏性小血管炎，可有闭塞性静脉炎、动脉内膜炎、主动脉炎及主动脉瓣关闭不全，末梢动脉瘤等。

(6)神经系统症状：反复发作阵发性头痛最常见。

(7)胃肠道病变：可引起口腔到肛门整个消化道和黏膜溃疡。

(8)高热败血症样表现：虽多为不规则低热，但有些病例出现弛张性高热伴白细胞增多，酷似败血症。

(9)关节及肌肉症状：约占 67.1%，四肢大小关节及腰骶等处均可受累，以膝关节多见，呈风湿样疼痛，无畸形及骨质破坏。

2.护理要点及措施

(1)密切观察生命体征，监护心肺功能，控制输液量，避免输液超负荷，预防感染。

(2)饮食护理：鼓励进食，保证营养能量的供给，多食新鲜水果、蔬菜，禁食油腻、辛辣、海鲜及刺激性食物。口腔溃疡严重时给予流质或半流质食物。少量多次进食。给予高热量、高维生素、易消化的食物。

（3）皮肤护理：皮疹处用炉甘石洗剂涂擦，每天2次，保持皮肤干燥，及时更换衣裤及床单，防止感染。按时更换体位，避免局部组织受压，正确使用护肤品、外用药，避免接触化学制品。在做各项护理操作之前，先解释各项操作的方法，操作中动作要轻柔。保护血管，注意针刺反应，针刺反应明显部位避免穿刺。会阴部用1∶5 000呋喃西林溶液清洗，每天2次。

（4）眼部护理：密切观察结膜充血及水肿情况，及时清除分泌物，按时滴眼药，少看电视，生活规律，适当锻炼身体。早期注意有无眼球发胀、偏头痛、恶心等症状。

（5）口腔护理：保持口腔清洁，使用生理盐水或1∶5 000呋喃西林溶液口腔护理，每日3次。观察口腔黏膜的变化，注意有无充血、水肿、糜烂的情况。护理后涂甘油，防止干裂，预防感染。

（6）心理护理：详细讲解疾病的临床症状和治疗方法，使患者积极配合治疗。了解患者对疾病的恐惧和顾虑，缓解其心理压力，保持积极乐观的情绪。

3.健康教育

（1）护士要对家属及患者宣传有关疾病的知识，以取得配合。教育内容包括服药及饮食的注意事项。长期服用激素的患者按时服药，在医师的指导下减量。

（2）加强皮肤及黏膜的护理，保持其不发生损伤及继发感染是护理成功的关键。严密观察病情及皮肤和黏膜的变化。

（3）做好饮食宣教。

（4）教育患者了解本病的特点，掌握自己的情绪变化，学会心理平衡的技巧。要主动与医师保持联系，随时咨询和访问医师。

（5）帮助患者养成有规律的生活习惯，建立个人卫生制度。

第六章　心胸外科护理

第一节　食管癌

【概述】

食管癌是常见的一种消化道肿瘤。病因尚未完全明确，相关因素有化学物质、生物因素、缺乏某些微量元素及维生素等。临床上早期常无自觉症状，偶有轻微的吞咽不适，中晚期典型症状为进行性吞咽困难，患者逐渐消瘦、贫血、脱水及营养不良。食管吞钡 X 线检查及纤维食管镜等能明确诊断。以手术治疗为主，辅以放射、化学药物等综合治疗。

【护理】

1.护理评估

(1)健康史：评估患者有无龋齿、口腔不洁、食管的慢性炎症、各种慢性刺激、其他恶性肿瘤及家族史。

(2)症状和体征：早期主要表现为吞咽食物时胸骨后疼痛，烧灼感或不适，主要症状是中晚期进行性吞咽困难。

(3)辅助检查：X 线食管造影是食管癌的主要检查方法；食管镜检查能直接观察到病变的特征并取活检进行病理检查。

(4)社会心理评估：评估患者对疾病的认知，有无恐惧、消极心理及经济承受能力。

2.护理措施

(1)术前护理。

1)饮食护理：术前给予高热量、高蛋白、富含维生素的流质或半流质饮食，必要时静脉补充水、电解质及血浆或全血等，根据病情给予肠外营养支持。

2)保持口腔清洁：进食或呕吐后给予漱口，避免因局部感染造成术后吻合口瘘。

3)呼吸道准备：术前严格戒烟，训练患者有效咳嗽、咳痰和腹式呼吸。使用抗生素控制呼吸道感染。

4)胃肠道准备：①术前 3 日进流质饮食，对于进食梗阻明显者，术前晚给予 0.5%甲硝唑溶液 100 ml 及庆大霉素 16 万 U 加 0.9%氯化钠溶液 250 ml 经鼻胃管冲洗食管及胃；②结肠代食管手术患者，术前 3～5 日口服抗菌药，如庆大霉素、甲硝唑等，术前 2 日进食无渣、流质饮食，术前晚清洁灌肠；③术日晨常规置胃管，通过梗阻部位时不能强行插入，可置于梗阻部位上端，待手术中直视下再置于胃中。

5)心理护理：护士应加强与患者和家属的沟通，讲解手术治疗的重要性，稳定患者的情绪，使其以积极的心态接受手术治疗。

(2)术后护理。

1)病情观察：①密切观察生命体征变化，每 0.5～1 小时监测 1 次，平稳后改为 2～4 小时监测1次;②观察胸腔闭式引流液性质、颜色、量并记录;若引流液中有食物残渣,提示有食管吻合口瘘;若引流量多,由清亮转为浑浊,则提示有乳糜胸;若血性引流液高于100 ml/h,持续3小时以上,提示胸腔内有活动性出血。

2)呼吸道的护理:持续氧气吸入,密切观察呼吸形态、频率和节律变化,经常听诊双肺呼吸音是否清晰。鼓励患者进行有效咳嗽、排痰;对于痰多咳嗽无力者,应立即行鼻导管深部吸痰,必要时用纤维支气管镜吸痰或气管切开,防止发生肺不张。

3)胃肠减压的护理:术后持续胃肠减压,减轻腹胀对吻合口的影响。保持胃管通畅,妥善固定,防止脱出。若引流出大量血性液体,患者出现血压下降、烦躁、脉搏增快等,提示吻合门出血。胃管不通畅时,可用少量0.9%氯化钠溶液冲洗,胃管脱出后应严密观察病情,不应再盲目插入,以免发生吻合口瘘。

4)饮食护理:①常规禁食7～10日后,病情允许时开始进流质饮食,从每2小时给60～100 ml开始逐渐增多;术后10～12日进全量流质或少量半流质饮食;手术3周后患者若无特殊不适可进普食;禁食期间勿咽下唾液;②遵循少食多餐的原则,防止进食过多、速度过快,避免进食坚硬的食物,以免发生晚期吻合口瘘;③告知患者饭后勿立即平卧,睡眠时将枕头垫高,防止胃液反流至食管。

5)胃肠造瘘术后的护理:保持造瘘口周围皮肤的干燥,并涂氧化锌油膏保护皮肤。胃造瘘管妥善固定,防止脱出、阻塞。教会患者及家属学会选择合适的食物及配制的方法。

6)放疗、化疗护理:放疗、化疗期间患者应充分休息,合理调配饮食,以增进食欲,注意口腔卫生,预防上呼吸道感染。观察放疗、化疗的不良反应。

7)并发症的护理:①肺不张、肺部感染:术后加强呼吸道管理,定时给患者拍背,协助患者有效咳痰,及早应用有效抗生素;②吻合口瘘:多发生在术后5～10日,表现为呼吸困难、胸腔积液、高热等全身中毒症状,应严密观察,如发生上述情况应立即嘱患者禁食,行胸腔闭式引流,加强抗感染及营养支持治疗;③乳糜胸:多因术中损伤胸导管所致,表现为大量胸液、胸闷、气急等;如发生,应尽早行胸导管结扎术及胸腔闭式引流术。

3.健康指导

(1)饮食:①少量多餐,由稀到干,逐渐增加食量,并注意进食后的反应;②避免进食刺激性食物和碳酸饮料,避免进食过快、过量及硬质食物;③餐后取半卧位,以防止进食后反流、呕吐,利于肺膨胀和引流。

(2)休息与活动:保证充分睡眠,劳逸结合,逐渐增加活动量。活动时应注意掌握活动量,术后早期不宜下蹲大小便,以免引起直立性低血压或发生意外。

(3)加强自我观察:若术后3～4周再次出现吞咽困难,可能为吻合口狭窄,应及时就诊。

(4)定期复查,坚持后续治疗。

4.护理评价

经过治疗与护理,评价患者是否达到:①患者的营养状况改善,体重增加;②患者的水、电解质维持平衡,尿量正常,无脱水或电解质紊乱的表现;③患者的焦虑减轻或缓解,睡眠充足,配合治疗与护理;④患者未出现并发症,若出现得到及时发现和处理。

第二节　纵隔肿瘤

【概述】

纵膈是一间隙，前面为胸骨，后为胸椎，两侧为纵隔胸膜，上连颈部，下止于膈肌。纵隔内组织和器官较多，胎生结构来源复杂，所以纵隔区内肿瘤种类繁多。常见的纵隔肿瘤有畸胎瘤、神经源性肿瘤、胸腺瘤等。约 1/3 患者无症状，常见症状有胸痛、胸闷、咳嗽、气促等。治疗方法有外科手术切除、放疗、化疗等。

【护理】

1.护理评估

(1)症状和体征：有无胸闷、胸痛、气促、咳嗽及肿瘤性质相关的特异性症状。

(2)辅助检查：主要有胸部 X 线检查，可见纵膈肿块阴影或囊性阴影，CT 检查、MRI 检查可见纵膈占位病变，纵膈肿块穿刺活检、细胞学检查以明确诊断。

(3)社会心理评估：有无紧张、焦虑及对疾病信心；家人关心程度及经济承受能力。

2.护理措施

(1)术前护理。

1)做好心理护理，体贴关心患者，增强对疾病信心，消除紧张不安情绪。

2)完善各项检查，做好术前常规准备工作。

3)改善患者全身营养状况，指导患者进高热量、高蛋白、高维生素饮食。

4)预防上呼吸道感染，戒烟。

5)指导患者术后有效咳嗽及床上活动，介绍胸腔引流管的目的及注意事项。

(2)术后护理。

1)术后严密观察生命体征变化，常规氧气吸入及心电监护。

2)保持呼吸道通畅，及时、有效地清除呼吸道分泌物，鼓励并协助有效咳嗽排痰。

3)合理应用抗生素，维持水、电解质平衡。

4)保持胸腔引流管通畅，严密观察并记录引流液的颜色、量和性质。

5)鼓励早期下床活动，预防肺不张。

6)胃肠蠕动恢复后即可进食流质或半流质饮食，宜为高蛋白、高热量、丰富维生素、易消化吸收食物。

7)重症肌无力患者术后禁用或慎用止痛剂及镇静药，并对患者做好解释，取得配合。及时观察、判断、处理肌无力危象、胆碱能危象、反拗性危象的发生。保证药物按时、有效、安全地使用，并观察用药后的效果。

8)合并感染的畸胎瘤患者手术后注意观察有无全身感染征象及切口愈合情况。

9)神经纤维瘤切除术后，密切观察胸腔内出血情况，并及时止血，补充血容量。

3.健康指导

(1)多食高蛋白高纤维的食物，以补充营养和增强抵抗力。忌食辛辣、刺激性食物，戒除烟、酒。

(2)保持良好的营养状况,每天保持适当休息与活动。

(3)定期复查。

(4)避免或减少职业性致癌因素。

4.护理评价

通过治疗与护理,评价患者是否达到:①焦虑减轻或缓解;②睡眠充足,配合治疗与护理;③营养状况改善;④症状得到缓解;⑤未出现并发症,或发生时能及时发现和处理。

第三节　动脉导管未闭

【概述】

动脉导管未闭(PDA)指出生后动脉导管未闭合形成的主动脉和肺动脉之间的异常通道,位于左锁骨动脉远侧的降主动脉峡部和左肺动脉根部之间,常由于胎儿时期动脉导管发育异常而出生后未能自行闭合。一般主张及早手术治疗。理想手术年龄为3～7岁,对动脉导管的处理方法有结扎术、钳闭术和切断缝合术三种。

【护理】

1.护理评估

(1)健康史:孕母早期有无感冒,受风疹、柯萨奇病毒感染.有无糖尿病、酗酒、接触放射性物质;在怀孕早期不知已怀孕而服用苯丙胺等药物;怀孕早期先兆流产应用某些保胎药物如黄体酮等。有无遗传因素。

(2)症状和体征:重症患者可有反复呼吸道感染、肺炎、呼吸困难、发育不良,甚至心力衰竭。听诊时于胸骨左缘第2肋间闻及粗糙的连续性机器样杂音。

(3)辅助检查:主要为心电图检查、胸部X线检查,超声心电图检查可显示未闭动脉导管管径与长度。

(4)心理评估。

2.护理措施

(1)术前护理。

1)术前测量身高、体重,便于计算术中和术后用药。

2)心功能不全者应限制活动,以免加重心肺负荷。

3)注意防寒保暖,预防呼吸道感染。

4)指导患者掌握腹式深呼吸及咳嗽排痰方法,以便术后配合。

5)加强呼吸道护理:密切观察呼吸频率、节律、幅度和双肺呼吸音,必要时遵医嘱给予抗生素。

(2)术后护理。

1)密切观察生命体征、心电图和动脉血氧饱和度变化。

2)有气管插管、呼吸机辅助呼吸的患者,应随时吸尽其呼吸道分泌物,注意无菌操作,动作轻柔,每次吸痰前要充分吸氧,并监测血氧饱和度及血气分析结果。约束四肢并观察血运,保持引流管通畅,防止管道牵拉和反折。

3)呼吸道护理:患者因动脉导管未闭,肺充血,抵抗力差,易发生呼吸道感染。拔管后应定时翻身和协助患者坐起,拍背,行有效咳嗽、排痰;给予氧气吸入,密切观察患者呼吸的频率、节律及双肺呼吸音的变化。

4)做好胸腔闭式引流的护理。

5)并发症的护理:①高血压:应密切观察血压变化,遵医嘱及时应用降压药物,注意观察药物的疗效和不良作用,根据血压调节药物用量;硝普钠需现配现用、避光,每 4 小时更换 1 次;②喉返神经损伤:术后应注意患者声音的变化,嘱患者噤声、休息,一般 1～2 个月后可逐渐恢复。

3.健康指导

(1)适当地活动,注意保暖。

(2)合理膳食,保证营养。

(3)定时测量血压、心率、体温。

(4)定期复查。

(5)注意纠正患儿不正确的姿势。动脉导管未闭手术是采用左侧后外切口,切口较长,患儿怕痛,家长应多鼓励患儿多活动左臂,走路姿势要正确。

4.护理评估

通过治疗与护理,评价患者是否达到:①症状逐渐减轻;②未出现并发症,或发生时能得到及时发现和处理;③患者体重增加。

第四节　房间隔缺损及室间隔缺损

【概述】

房间隔缺损(ASD)指左、右心房之间的间隔发育不良,遗留缺损造成两心房间存在通路的先天性畸形。临床症状主要为劳累后气促、心悸、心房颤动及呼吸道感染。室间隔缺损(VSD)是指室间隔在胎儿期发育不全,左右两室间形成异常交通。主要临床表现为易反复发作的呼吸道感染及劳累后气促、心悸和发育不良。房、室间隔缺损诊断明确后应早期在低温体外循环下行心内直视修补术。

【护理】

1.护理评估

(1)健康史:胎儿宫内环境因素、母体情况、遗传因素。

(2)症状与体征:劳累后气促、心悸、呼吸道感染。

(3)辅助检查:主要有心电图检查、胸部 X 线检查、超声心电图检查。

(4)心理评估。

2.护理措施

(1)术前护理。

1)术前1天做好各项术前准备,测身高、体重并记录。

2)心理护理:消除患儿对医护人员及环境的陌生感、恐惧感,建立良好的护患关系,以取得配合。

(2)术后护理。

1)应用呼吸机辅助呼吸时,保持气管插管在正确位置,定时抽血查动脉血气,随时调节呼吸机参数,至顺利脱机拔管。

2)保持呼吸道通畅,儿童更为重要,定时气管内吸痰及湿化,及时清除痰液。并定时翻身、拍背,鼓励有效咳嗽。

3)专人守护,直至各种引流管拔出为止。由于患儿对气管插管及其他插管的刺激耐受力差,应妥善固定各引流管,防止各种管道脱出。

4)测量每小时尿量及尿比重,每小时尿量不得低于1 ml/kg。

5)维持水、电解质平衡。补液速度儿童低于15滴/分,成人低于30滴/分,特殊用药注意浓度、剂量准确,以微量泵注入为宜。

6)鼓励患儿早期下床活动,术后2～3天即可下床,3个月内避免剧烈活动。

3.健康指导

(1)注意休息,适当的活动,2个月后鼓励患者过正常人生活。

(2)适当补充营养,少食多餐,切忌暴饮暴食及刺激性食物。

(3)认真遵医嘱吃药,不可随意更改剂量或换药、停药。

(4)定期复查。

4.护理评价

经过治疗和护理,评价患儿是否达到:①抵抗力增加,体重有所增加;②患儿自信心增加,融入学校集体生活;③患者症状逐渐缓解;④未出现并发症,或发生时能得到及时发现和处理。

第五节　法洛四联症

【概述】

法洛四联症是一种常见的、复杂的、发绀型先天性心脏病,包括肺动脉口狭窄、室间隔缺损、主动脉骑跨和右心室肥大的联合心脏畸形。由于动脉血氧饱和度下降,患儿表现明显发绀,尤其哭闹时显著,喜蹲踞为法洛四联症特有体征,多有发育不良、杵状指(趾),重者有缺氧性昏迷、抽搐。

【护理】

1.护理评估

(1)健康史:评估母体情况、胎儿发育时的宫内情况及遗传史。

(2)症状与体征:发绀、气促、呼吸困难,多伴发育障碍,口唇、指(趾)甲床发绀,杵状指,喜蹲踞,并闻及胸骨左缘第2～4肋间Ⅱ～Ⅲ级喷射性收缩期杂音。

(3)辅助检查:红细胞计数及血红蛋白值,心电图检查,胸部X线检查及超声心电图检查,心导管检查。

(4)心理评估。

2.护理措施

(1)术前护理。

1)按一般手术前护理,禁食、备皮、皮试、药物过敏试验、交叉配血,测量身高及体重,以利术后用药。

2)注意保暖,以免受凉引起呼吸道感染。

3)注意休息,控制活动量,减少急性缺氧性晕厥的发作。

4)给予低流量氧气吸入,每天 3 次,每次 30 分钟。

5)应用极化液,给予心肌能量。

6)发绀严重者可给予低分子右旋糖酐注射液静脉滴注,并鼓励患者多饮水,以减轻血液黏稠度。

7)指导有效咳嗽,给予心理支持,消除恐惧,增强战胜疾病的信心。

8)营养支持。

(2)术后护理。

1)病情观察:严密观察神志、瞳孔、四肢末梢循环及活动情况,每小时观察 1 次,以便及时发现颅脑并发症。

2)给予呼吸机辅助呼吸,并充分供氧。注意观察心率和心律变化,术后当天尽早达到洋地黄化,维持心率在正常范围。

3)详细记录液体出入量,保持负平衡,严密观察生命体征、外周循环和尿量,术后第 1 天加强利尿,保证出量略多于入量,在补钠、钾和利尿的同时输入血浆,以避免低心排血量综合征的发生。

4)适当延长呼吸机的使用,应用机械通气辅助呼吸时,应充分镇静。加强呼吸道管理,雾化吸入每天 3 次,给予祛痰药物,必要时负压吸痰,严防低氧血症和二氧化碳潴留。

3.健康指导

(1)建立合理的生活制度和作息时间,保证睡眠、休息。

(2)保证营养,多食水果蔬菜,防止便秘。

(3)按时服药,不可随意更改或停药。

(4)定期复查。

(5)预防呼吸道感染。

4.护理评估

经过治疗和护理,评价患者是否达到:①缺氧症状及青紫程度减轻;②自信心加强;③体重上升;④未出现并发症,或发生时能得到及时发现和处理。

第七章　泌尿外科护理

第一节　泌尿系统结石

【概述】

泌尿系统结石包括上尿路的肾结石、输尿管结石和下尿路的膀胱结石。目前临床上的治疗方法分为非手术治疗和手术治疗的两大类。非手术治疗方法有口服排石药物和体外冲击波碎石治疗。手术治疗方法分为微创手术和开放手术两类。其中微创手术，主要为钬激光碎石术。近年来，因为创伤小，疼痛轻，术后恢复快，微创治疗手术率已占临床泌尿系统结石手术的80%以上。

【护理】

1.护理评估

(1)术前评估。

1)健康史：了解患者的既往史和家族史，有无泌尿系统梗阻、感染和异物史，有无甲状旁腺功能亢进、痛风、肾小管酸中毒及长期卧床病史。

2)相关因素：了解患者的年龄、职业、生活环境、饮水习惯及特殊爱好。

3)症状和体征：肾、输尿管结石的患者评估疼痛及血尿的性质及程度，患者有无面色苍白、出冷汗甚至休克，有无恶心/呕吐等伴随症状。膀胱结石的患者评估是否有膀胱刺激症状及排尿突然中断等情况。

4)辅助检查：主要评估患者的影像学检查及输尿管肾镜、膀胱镜检查结果。另外，直肠指检可触及较大的膀胱结石或后尿道结石。影像学检查主要包括：腹部 KUB、排泄性尿路造影片(IVP)、B 超、CT、MRI 等检查项目。

5)实验室检查：主要评估肾功能、肌酐、尿素氮、尿常规、尿细菌培养、尿酸及尿蛋白的检测结果。

6)社会心理评估：了解患者的年龄、职业、生活习惯、饮水习惯及特殊爱好，评估患者的情绪及心理反应。

(2)术后评估。

1)康复状况：结石排出、尿液引流和切口愈合情况，有无尿路感染。

2)肾功能状态：尿路梗阻解除程度，肾积水和肾功能恢复情况，残余结石对泌尿系统功能的影响。

2.护理措施

泌尿系统结石的处理原则是解除梗阻，根据患者的具体情况，治疗方法分为非手术治疗及手术治疗两种。

(1)非手术治疗的护理:非手术治疗适用于治疗结石直径小于 0.6 cm、肾绞痛、光滑、无尿路梗阻的患者。

1)疼痛护理:肾绞痛发作时患者应卧床休息,遵医嘱应用止痛药物,654-210 mg 肌内注射,或双氯芬酸钠栓 50 mg 纳肛。必要时使用哌替啶 50 mg 肌内注射,可有效缓解疼痛。

2)促进结石的排出:大量饮水,保持每天尿量在 3 000 ml 以上,有利于结石排出。药物排石,常用黄体酮 20 mg/d,肌内注射,能扩张输尿管平滑肌,增加输尿管蠕动。另外,友莱特、中药制剂排石冲剂均可促进结石排出。

3)控制感染:根据尿细菌培养及药物敏感试验结果选用抗生素。

(2)手术治疗的护理。

1)术前护理:①行心理护理,多关心和帮助患者,解除思想顾虑,消除恐惧心理;②观察患者有无排尿异常情况及尿液性状的改变;③有感染或有血尿者,需先控制感染后方可手术;④完善术前各项检查如心、肺、肝、肾功能检查;⑤戒烟,预防肺部炎症;⑥做好术前准备,禁食、备血、皮肤准备;⑦术前加强营养及锻炼,增强手术耐受性;⑧输尿管结石术前 1 小时拍定位片。

2)术后护理:①注意观察出血情况,定时监测血压、脉搏变化,观察切口有无渗血、渗液情况;②术后暂禁食,肠功能恢复后即可进食,可进高蛋白、富含维生素、营养丰富半流质或软食,鼓励患者多饮水,每日饮水量 2 500～3 000 ml;③术后卧床休息 2～3 日,上尿路结石术后第 2 天可取半卧位,以利引流及排石。鼓励早期下床活动,但肾部分切除术和肾实质切开取石术后,应绝对卧床休息 1～2 周,防止出血;④做好引流管的护理,观察引流液的颜色、量和性质。留置双 J 形管期间,保持尿管通畅,防止尿液反流,双 J 形管大约术后 1 个月拔除。肾造瘘管一般于手术 12 日后拔除。拔管前先夹管 2～3 日,若患者无患侧腰痛、漏尿、发热等不良反应,即可拔除肾造瘘管。开放手术术后留置腹膜后引流管,一般于术后 3～5 日后拔除。留置膀胱造瘘管的患者,可采取适时夹管、间歇引流方式,以训练膀胱功能。膀胱造瘘管应在手术 10 日以后拔出,拔管前应先行夹管试验,排尿通畅后才可拔管。

3.健康指导

(1)大量饮水:肾功能恢复良好者,鼓励患者多饮水,每天宜饮水 2500～3000 ml。成人保持每日尿量 2 000 ml 以上,以防结石复发。

(2)饮食护理:根据结石成分调节饮食。含钙结石者宜食用含纤维丰富的食物,限制含钙、草酸成分多的食物,如牛奶、奶制品、豆制品、巧克力、坚果、浓茶、菠菜、番茄、土豆、芦笋等。磷酸盐结石宜少吃排骨。少饮牛奶、咖啡及矿泉水。尿酸结石者不宜摄入含嘌呤高的食物,如动物内脏、肉、鱼、螃蟹、家禽、豆制品及啤酒等。

(3)活动与休息:告知患者在饮水后多活动,以利结石排出。

(4)药物预防:采用药物降低有害成分,碱化或酸化尿液,预防结石复发。

(5)定期复诊:泌尿系统结石复发率高,应告知患者定期行尿液化验、X 线或 B 超检查,观察有无结石复发、残余结石情况。

4.护理评价

经过治疗及护理,患者是否达到:①疼痛程度减轻或消失;②排尿形态和功能正常;③未出现并发症，若出现得到及时发现和处理；④焦虑减轻，情绪稳定。

第二节 良性前列腺增生

【概述】

良性前列腺增生(BPH)是老年男性的常见病，排尿梗阻是引发临床症状的主要原因，临床症状轻，残余尿量低于 50 ml 者可口服药物治疗。症状严重者需采用手术治疗，手术方法有前列腺电切术或前列腺摘除术，其中前列腺电切术具有损伤小、费用少、术后恢复快等优点，为临床上治疗前列腺增生的主要手术方法。近年来，临床上开始使用钬激光、绿激光、1470 激光等方法治疗前列腺增生，术中及术后出血少，手术效果好。

【护理】

1.护理评估

(1)术前评估。

1)健康史：了解患者吸烟、饮食、饮酒和性生活情况，有无高血压及糖尿病病史以及相关疾病的家族史。

2)相关因素：评估患者平时的饮水习惯，是否有足够的液体摄入和尿量。

3)症状和体征：评估患者尿频、排尿困难程度及夜尿次数，有无尿潴留、血尿及尿路刺激症状。评估重要内脏器官功能情况及营养状况，对手术的耐受性。

4)辅助检查：根据直肠指检、B 超和尿流动力学等检查结果评估前列腺的大小和尿路梗阻程度。

5)实验室检查：主要评估肾功能、尿常规、尿细菌培养的检测结果。

6)社会心理评估：前列腺增生是一种症状进行性加重的疾病，尿频、排尿困难、夜尿增多严重影响到了患者的休息与睡眠。护士应评估患者的情绪及心理反应及对手术的认知程度，给予相应的心理支持。

(2)术后评估。

1)评估膀胱冲洗是否通畅，膀胱造瘘管及尿管有无阻塞、扭曲，膀胱冲洗引流液的颜色、血尿程度及持续时间。

2)评估术后切口愈合情况，是否出现膀胱痉挛。

3)评估水、电解质平衡状况，了解有无 TUR 综合征表现。

2.护理措施

(1)术前护理。

1)检查心、肺、肝、肾功能及全身状况，以防发生意外。

2)合并尿潴留、尿路感染、尿毒症等应留置导尿管或行耻骨上膀胱造瘘，保持尿液引流通畅，改善肾功能。

3)鼓励患者多饮水或适当补液，保持每天尿量 1 500～2 000 ml。

4)术前按医嘱给患者在短期内口服雌激素，使前列腺收缩，减少术中出血。

5)留置引流管:合并尿潴留、尿路感染、尿毒症等应留置导尿管或耻骨上膀胱造瘘管,保持尿液引流通畅,改善肾功能。

6)术前1日准备下腹部及会阴部皮肤,根据医嘱备血,术前晚行普通灌肠1次。

7)术晨准备膀胱冲洗液数袋。

(2)术后护理。

1)病情观察:密切观察生命体征及患者意识状态,老年患者多有心血管疾病,加上麻醉及手术刺激可引起血压下降或诱发心脑并发症。

2)体位:术后平卧2天,下肢伸直外展15°,牵拉和牢固固定气囊导尿管,防止因体位改变导致气囊移位,失去压迫前列腺窝止血的作用。

3)持续膀胱冲洗的护理:①术后用生理盐水持续冲洗膀胱3~5日;冲洗速度可根据尿色而定,色深则快、色浅则慢;②确保膀胱冲洗管道通畅,若引流不畅应及时施行注洗器高压冲洗抽吸血块;③因手术创伤刺激,术后患者常会出现膀胱痉挛性疼痛,容易诱发出血;禁食期间可予双氯酚酸钠栓剂25~50 mg纳肛,能有效缓解膀胱痉挛症状。进食后,可予酒石酸托特罗定片(舍尼亭)1 mg,口服,每日1次。

4)引流管护理:行开放手术者,耻骨后引流管于术后3~4日引流量很少时拔除。行前列腺电切术者,术后3~5日,尿液颜色清澈即可拔除导尿管。术后7~10日,可拔除膀胱造瘘管。拔管前先试夹管1日,若排尿通畅,即可拔除。

5)预防感染:保持切口敷料干燥,术后应观察体温及白细胞变化,若有畏寒、发热症状,早期应用抗生素治疗,每天用消毒棉球擦拭尿道外口2次,防止感染。

6)并发症的护理:①积极预防便秘,术后可常规使用缓泻剂,避免因排便困难导致腹内压增高而引起前列腺窝出血;②注意预防压疮,因患者多为老年男性,应加强基础护理及生活护理,防止压疮发生;③拔除尿管后,部分患者可能会出现短时间的尿频、尿失禁,多在2~5日内自行缓解;可指导患者进行腹肌、肛门括约肌收缩练习,促进尿道括约肌功能的恢复;④TUR综合征是术后最严重的并发症,患者可出现烦躁、恶心、呕吐、抽搐、昏迷,严重者出现肺水肿、脑水肿甚至心力衰竭危及生命。此时应立即通知医生,减慢输液及膀胱冲洗速度,给予利尿剂、脱水剂等对症处理,并密切观察病情变化。

3.健康指导

(1)采用非手术治疗的患者,应避免因受凉、劳累、饮酒、便秘而引起的急性尿潴留。

(2)预防出血:术后1~2个月内避免剧烈活动,如跑步、骑自行车、性生活等,防止继发性出血。

(3)排尿功能的训练:若有溢尿现象,应告知患者有意识地经常做提肛动作,锻炼肛提肌,以尽快恢复尿道括约肌功能。

(4)自我观察及护理:前列腺手术后,因前列腺窝的修复需要3~6个月。因此,术后可能仍会有排尿异常现象,应多饮水及避免久坐。

(5)定期复诊:定期行尿液化验,复查尿流率及残余尿量。

4.护理评价

经过治疗及护理,评价患者是否达到:①排尿形态恢复正常,排尿通畅;②疼痛减轻;③未出现并发症，若出现得到及时发现和处理；④心理状态恢复良好，焦虑减轻，情绪稳定。

第三节　肾癌

【概述】

肾癌通常指肾细胞癌，占原发肾肿瘤的85%，是最常见的肾实质恶性肿瘤。肾癌对化疗、放疗均不敏感，治疗方法以手术治疗为主，手术方式为单纯肾切除术和根治性肾切除术。近年来开展的腹腔镜肾癌根治术，此方法具有创伤小、患者痛苦小、术后恢复快等优点。

【护理】

1.护理评估

(1)术前评估。

1)健康史：初步判定肾癌的发生时间，有无对生活质量的影响及其发病特点。

2)相关因素：了解患者家族中有无肾肿瘤的发病者，评估患者是否有吸烟、饮咖啡等的习惯。

3)症状和体征：评估有无肾细胞癌三联征(血尿、疼痛和腰腹部包块)的出现。评估重要内脏器官功能情况，有无转移灶的表现及恶病质。

4)辅助检查：评估CT、MRI等特殊检查及有关手术耐受性检查的结果。

5)实验室检查：主要评估血常规、肾功能、尿常规、凝血酶原时间的检测结果。

6)社会心理评估：肾癌是泌尿系统的一种恶性肿瘤，患者及家属心理及精神上的压力相当大。护士应评估患者的情绪及心理反应及对手术的认知程度，给予相应的心理支持。

(2)术后评估：评估手术后是否有肾积液、积脓、尿瘘、腹腔内脏器损伤，继发出血，切口感染等并发症。

2.护理措施

(1)术前护理。

1)心理护理：根据患者的具体情况，给予耐心地心理疏导，以消除其恐惧、焦虑、绝望心理。

2)饮食护理：给予易消化、营养丰富的食物，改善全身营养状况，增强手术的耐受力。

3)术前做好肾分泌性造影和逆行造影、B超、CT、尿脱落细胞等检查以明确诊断。

(2)术后护理。

1)密切观察病情：严密观察生命体征变化，早期发现休克的症状和体征，及时进行治疗和护理。

2)根据医嘱应用止血药物，注意切口有无出血及漏尿情况，敷料渗湿及时更换。

3)注意观察对侧肾功能情况，准确记录尿量。

4)休息与活动：患者术后卧床休息2～3日，鼓励早期床上活动，预防下肢静脉血栓的形成。

5)引流管的护理：保持腹膜后引流管通畅，注意引流液的量和性质，并妥善固定。

6)遵医嘱应用抗生素，防止感染的发生。

3.健康指导

(1)康复指导:保证充分的休息,适度身体锻炼,加强营养,增强体质。

(2)用药指导:由于肾癌对放疗、化疗均不敏感,生物素治疗是康复期的主要治疗方法。应告知患者用药的作用及目的。用药期间,患者可能会出现低热、乏力等症状,若症状较重,应及时就医。

(3)肾癌的近、远期复发率均较高,所以术后需定期复查,有利于及时发现复发或转移。

4.护理评价

经过治疗及护理,评价患者是否达到:①术后营养状态正常,恢复良好;②恐惧与焦虑减轻,情绪稳定;③在治疗过程中无出血、伤口感染。若发生,得到及时的医治。

第八章　烧伤护理

第一节　概　论

烧伤一般指热力，包括热液（水、汤、油等）、蒸汽、高温气体、火焰、炽热金属液体或固体（如钢水、钢锭）等，所引起的组织损害。其深度主要是表皮或黏膜，严重的也可伤及皮下或黏膜下组织，甚至达深层的肌肉、内脏、骨骼。广义地说，电能、化学物质、放射线损伤等其临床病理过程与热烧伤相似，治疗上也归属于烧伤范围。

美国年烧伤发病人数 100 万～200 万，而我国年发患者数超过 600 万人，其中大于 10％的患者都需住院治疗。

一、皮肤的结构与功能

【皮肤的正常结构】

皮肤是人体最大的器官，占体重的 14％～17％，成人皮肤面积为 1.5～2.0m^2。人体皮肤有如下特点：

（1）皮肤各部位厚度不一。躯体伸侧和眼睑及耳后较薄，手足掌及背部较厚，头皮最厚。

（2）表皮由角质形成细胞（生发层、颗粒层、透明层、角质层）和非角质形成细胞（黑素细胞、朗格汉斯细胞）组成。

（3）真皮层分乳头层和深部的网状层，乳头层内含有触觉小体和痛觉神经末梢。

（4）皮肤的附件有毛发、皮脂腺、汗腺，一般分布于真皮层内。头皮的皮肤附件则有相当部分分布于皮下组织层中。在头皮烧伤的情况下，残留皮肤附件上皮细胞可以增生、上皮化覆盖创面。头皮因此而成为人体皮肤仓库，可以反复取皮而很快愈合，不留疤痕。

【皮肤的生理功能】

（1）屏障功能。

（2）参与机体免疫反应：表皮内有多种细胞（朗格罕细胞、角朊细胞）参与机体免疫反应。

（3）调节体温：皮肤通过神经反射调节浅层的血管舒缩及汗液的分泌来调节体温。

（4）参与机体代谢。

1）储存水分。

2）调节水电解质平衡。

3）合成维生素 D。

二、烧伤面积和深度的估计

烧伤的诊断包括 4 个内容：致伤原因、受伤部位、受伤面积、受伤深度。这 4 方面直接影响烧伤患者的估计的救治及预后，其中最重要的是面积和深度的估计或者说影响最大。只有正确的估计烧伤的面积和深度，才能制定正确救治方案，正确的预测患者的预后。

【烧伤面积的估计】

临床上常用的烧伤面积的估计方法是九分法和手掌法.其中九分法最常用。

1.九分法

是将人体面积(100%)分为11个9加1,即11×9 +1=100。其中头颈部占1个9%.双上肢占2个9%(18%),躯干占3个9%(27%),双下肢及臀部占5个9%再加上1%(46%)。这个面积估计方法容易记忆,适用于大面积烧伤病员的烧伤面积估计。由于小儿有头大及下肢短的特点,12岁以下的孩子,头颈部的实际面积为[9+(12 -年龄)]%.双下肢为[9-(12-年龄)]%。各部位的详细面积估算见表8-1。

表8-1　九分法烧伤面积计算表

部位		占成人体表(%)		占儿童体表(%)
头颈	发部	3		
	面部	3	9	9+(12 -年龄)
	颈部	3		
	双上臂	7		
双上肢	双前臂	6	9×2	9×2
	双手	5		
躯干	躯干前	13		
	躯干后	13	9×3	9×3
	会阴	1		
双臀	5			
双下肢	双大腿	21		
	双小腿	13	9×5+1	9×5+1-(12-年龄)
双足	7			

注:女性双臀及双足各占6%

2.手掌法

是将患者自身手掌五指并拢的面积视为1%,用患者自己的手掌面积来估算烧伤面积的大小。手掌法适用于小的、零星的烧伤部位面积的估算。

【烧伤深度的估计】

烧伤深度的分度方法很多,目前国际上沿用的是三度四分法,即Ⅰ度、浅Ⅱ度、深Ⅱ度和Ⅲ度。该法简便实用,临床上根据其预后将Ⅰ度、浅Ⅱ度称为浅度烧伤,而深Ⅱ度和Ⅲ度称为深度烧伤。一般情况下,浅度烧伤自行愈合后不留瘢痕,不影响局部功能;而深度烧伤多瘢痕愈合,甚至需植皮后才能愈合,愈合后多影响局部美观及功能。

(一)不同烧伤深度的病理、临床特点(表 8-2)及外观

表 8-2　不同程度烧伤的深度识别、病理基础和预后

烧伤分度	烧伤深度	病理	临床表现	愈合过程
Ⅰ度红斑型	达表皮角质层,生发层健在	局部血管扩张,充血	轻度红肿、热、痛、干燥,无水疱	3～5 天后痊愈
浅Ⅱ度	达真皮浅层	血浆样液体从血管内渗出,局部水肿渗液聚积于表皮,真皮间形成水疱	剧痛、感觉过敏,疱皮去除后基底均匀发红、潮湿,水肿明显	约 2 周痊愈,不留瘢痕,有色素沉着
深Ⅱ度	达真皮深层,有皮肤附件残留	感觉神经部分破坏,局部组织坏死	痛觉迟钝,水疱可有可无,疱皮去除后,基底苍白,或红白相间,有网状栓塞血管,拔毛痛	约 3～4 周后愈合,有明显疤痕
Ⅲ度焦痂型	达皮肤全层,有时可深达皮下组织、肌肉和骨骼	皮肤坏死蛋白凝固,形成焦痂	皮肤痛觉消失,无弹性,干燥、无水疱,似皮革状、蜡白,焦黄,炭化,拔毛不痛,树枝样栓塞血管	3～4 周溶痂,肉芽剖面形成,需植皮方能愈合

(二)识别烧伤深度的注意事项

(1)因人体不同部位皮肤厚度不一,同一致伤条件下损伤深度不一。

(2)同一部位皮肤,因年龄、性别和职业不同其厚度不一,相同的致伤条件可导致不同程度的烧伤。

(3)烧伤原因不同,临床表现不完全一致。酸烧伤造成皮肤凝固性坏死,可阻止深度加深,但深度判断时容易估计偏深;碱烧伤造成皮肤溶解性的坏死,在判断深度时容易偏浅。

(4)有时烧伤深度因创面污染或伴有机械性损伤而不易判断,在 24 小时或 48 小时候后才能识别其深度,部分患者甚至创面开始愈合时才认识其真正的深度。

(5)创面的深度不是一成不变的,在创面处理过程中,创面因受压、潮湿、感染而加深,在并发全身性感染的情况下,创面可因菌栓的形成、全身毒素作用、创面营养不良而致间生态组织进行性坏死导致创面加深。

(6)烧伤的严重程度基本上由烧伤的面积与深度决定。

三、烧伤严重程度分类

1970 年上海全国烧伤会议,主要根据烧伤深度和面积将烧伤分为轻度、中度、重度和特重度四类。

1.轻度

总面积 10%以下的Ⅱ度烧伤。

2.中度

总面积 11%～30%或Ⅲ度烧伤面积在 9%以下。

3.重度

总面积31%～50%或Ⅲ度面积在10%～19%，或烧伤面积不足31%，但有下列情况之一：①全身情况严重或有休克；②复合伤(严重创伤、冲击伤、放射伤、化学中毒等)；③中、重度呼吸道烧伤(吸入性损伤波及咽喉以下者)

4.特重烧伤

总面积50%以上或Ⅲ度烧伤面积达20%以上者。

当重大烧伤发生时，病员的救治首先是送到当地基层医院。由于基层医院缺乏救治条件和专科医师，对于大面积烧伤的全程救治有相当的困难，但烧伤患者的早期救治却必须在基层医院完成。在原则上，休克期不宜转送病员。在烧伤早期救治中，除了正确有效地创面处理外，及时而有效地液体复苏则是影响患者预后最重要的因素。为了便于液体复苏，临床上可将患者的严重程度分为二类：

1.轻度

成人总面积<20%或小儿总面积<10%的Ⅱ度或Ⅱ度以上烧伤。

2.重度

成人总面积>20%或小儿总面积>10%的Ⅱ度或Ⅱ度以上烧伤，或面积不足但伴有上述重度所属的三种情况之一者。

这种轻度和重度的分类，其意义在于它是烧伤早期救治措施采取的一个分界点。对于轻度烧伤患者，早期及时正确的清理创面后就基本达到救治目的，大部分患者无须液体复苏。这类患者多无须住院治疗，门诊定期复查即可。但患者的烧伤深度如果属于深度烧伤，为缩短病程，改善烧伤部位的功能，则可以选择入院尽早手术。而对于重度烧伤，需及时住院治疗并尽快进行液体复苏和并发症处理。

第二节　烧伤急救的护理

一、现场急救

【及时脱离致伤源】

(一)火焰烧伤

1.灭火

(1)应尽快离开火区，扑灭身上的火焰。

(2)迅速卧地滚动或用衣、被等覆盖灭火。

(3)也可跳进附近水池或清河沟内灭火。

2.煤气泄漏

(1)应立即关闭煤气开关。

(2)帮助伤者离开密闭和通风不良现场，避免或减轻吸入性损伤。

(3)切忌打火、开灯及敲打玻璃，以防发生爆炸。

3.汽油烧伤

凝固汽油烧伤应立即用湿布数层或湿被、湿衣物覆盖创面，使之与空气隔绝，时间要长，以免复燃。

4.注意事项

火焰烧伤后切忌喊叫、站立奔跑或用手扑打灭火，以防呼吸道和双手烧伤，创面冲洗后不要涂以中药、甲紫、香灰等有色物质，也不要涂抹牙膏、蛋清、泡菜水等，更不能涂以活血化瘀中药，以免诱发急性肾功能衰竭。

（二）热液烫伤

1.脱离方法

（1）首先帮助伤者迅速脱离致热源。

（2）迅速跳入就近冷水池中或剪开被浸湿衣服。

2.脱离方法

若为四肢小面积烧伤，可将患处浸泡在冷水中或用流动自来水冲洗，多需 0.5～1 小时，以减轻疼痛和局部损害。

3.注意事项

（1）不宜脱衣物，应小心剪开。

（2）流动水冲洗时冲力不宜过大。

（三）化学烧伤

1.生石灰烧伤

（1）先用干布将生石灰粉末去除干净。

（2）再用流动清水冲洗，以防生石灰遇水产热，使创面加深。

2.沥青烧伤

用水降温后，可用汽油或松节油清洗。

3.磷烧伤

（1）应立即扑灭火焰，脱去污染的衣服，隔绝空气。

（2）先用干布擦掉磷颗粒，可在夜间或暗室内用镊子将颗粒清除。

（3）再用大量清水冲洗创面及其周围的正常皮肤。

（4）浸入流水中洗刷更好。

（5）冲洗至少要半小时以上。

（6）冲洗后创面忌暴露和用油质敷料包扎，可用湿布覆盖创面。

（7）四肢可用水浸泡，使磷与空气隔绝以防燃烧。

4.石炭酸烧伤

因石炭酸不溶于水，所以应先用肥皂水冲洗后再用清水冲洗

5.硫酸烧伤

（1）脱去被污染衣物。

（2）防止硫酸烧伤范围扩大。

（3）立即用大量流动清水冲洗。

6.注意事项

(1)迅速脱离现场,脱去被化学物质浸渍的衣服,注意保护未被烧伤的部位。

(2)无论何种化学物质烧伤均用大量流动清水冲洗2小时以上,禁用中和剂。

7.注意事项

(1)流动水冲洗强调大量、现场进行。

(2)头面部烧伤时,应首先注意暇,优先予以冲洗,还要注意耳、鼻、口的冲洗,冲洗要彻底,禁用手或手帕揉擦五官。

(四)电烧伤

1.电火花、电弧烧伤

灭火方法同电伤。

2.电击伤

(1)触电时应立即切断电源,使伤员脱离电源。

(2)为争取时间,可利用现场附近的绝缘物品挑开或分离电器、电线。

3.注意事项

(1)不可用手拉伤员或电器、电线,以免施救者触电。

(2)切断电源和灭火后,发现伤员出现昏迷休克、呼吸不规则、呼吸、心跳停止,应立即进行现场抢救。

(3)心跳、呼吸恢复后迅速将伤员转送到最近的医疗单位进行处理

(五)热压伤

1.脱离方法

(1)切断运转机械电源。

(2)降温:可用大量流动冷水冲淋高温机械及受压部位。

(3)想办法尽快解除压力,必要时可拆卸或切割机器。

2.注意事项

(1)热压伤一般受伤时闻长,应注意安抚患者情绪。

(2)切割机器会产热,应注意局部降温。

【急救护理措施】

1.判断伤情

(1)首先检查危及伤员生命的合并伤:如大出血、窒息、开放性气胸、严重中毒、骨折、脑外伤等。

(2)初步估计烧伤面积和深度。

(3)询问受伤经历。

2.脱离现场

一般伤员经灭火后,应及时脱离现场,转移至安全地带及就近的医疗单元。

3.补液治疗

如急救现场不具备输液条件,烧伤后一般可口服烧伤饮料或淡盐水,也要少量多次,如出现腹胀或呕吐,应即停用,切忌大量饮用白开水、饮料、牛奶等不含盐的非电解质液。

4.烧伤较重者

如条件允许应快速建立静脉通道，给予静脉补液，对于重度烧伤患者应开放两条静脉通道，确保液体按时足量输入。

5.创面护理

(1)烧伤急救时，创面仅清水冲洗，不宜涂敷药物、甲紫、蛋清、中药等。

(2)灭火后应开始注意防止创面污染，可用烧伤制式敷料或其他急救包、三角巾等进行包扎，或身边干净床单、衣服等进行简单覆盖创面。

(3)寒冷季节应注意保暖。

6.疼痛护理

(1)评估患者疼痛情况。

(2)对轻度烧伤患者，可遵医嘱予以口服止痛片或肌内注射哌替啶。

(3)大面积烧伤患者，由于外周循环差和组织水肿，肌内注射不易吸收，可将哌替啶稀释后静脉缓慢推注。

(4)老人、婴幼儿、合并吸入性损伤或颅脑损伤者禁用哌替啶和吗啡。

(5)对所用的药物名称、剂量、给药途径和时间必须详细记录。

7.心理护理

(1)与患者及家属交谈，观察中，了解心理需求及心理反应。

(2)针对个体情况进行针对性的心理护理。

(3)介绍治疗疾病相关知识，消除患者不必要的担心。

(4)指导患者自我放松。

【转送护理措施】

(一)现场转送

(1)经现场急救以后，应急送到就近的医院进行抗休克及创面处理。

(2)不要向较远的大医院或专科医院转送，以免耽误抢救时机。有临床资料显示，烧伤后是否能得到及时的液体复苏与休克的发生率息息相关，而病员是否平稳度过休克期与病员的死亡率呈正相关关系。原则上，在决定后送或转院时一定要病员的休克基本稳定，不能因为转送病员延误休克的救治。如果早期救治困难，可请上级医院会诊。

(二)经初步处理后转送上级医院

1.转送禁忌证

(1)患者休克未得到纠正。

(2)呼吸道烧伤未得到适当处理。

(3)患者有合并伤或并发症，途中有发生危险的可能。

(4)转送距离超过 150km，应特别慎重。

2.转送时机

(1)烧伤面积 29%以下者，休克发生率低，与入院时间无明显关系，随时转送均可。

(2)烧伤面积 30%～49%的患者，最好能在伤后 8 小时内送到指定的医院，否则最好在当地医院抗休克治疗后在转送，或在转送途中进行补液治疗。

(3)烧伤面积50%～69%的患者,最好能在伤后4小时内送到指定医院,或就地抗休克使患者情况相对稳定后24小时后再转送。

(4)烧伤面积在70%～100%的患者,在伤后1～2小时送到附近医院,否则应在原单位积极抗休克治疗,等休克控制后,于48小时后再转送。

(5)小孩、老年人代偿能力差,休克发生早,面积不大也可发生休克,一般可参照成人转送时机增加一个档次。

(6)对每一位烧伤患者,最合适的后送时机应依具体情况(烧伤深度、烧伤面积、吸入性损伤、复合伤、中毒等)及转送条件等综合而定。

3.转送前的护理

(1)将伤员姓名、性别、年龄、受伤原因、受伤时间、烧伤面积以及病情、处理等基本情况,电话或书面告知接收医院,以便做好急救准备。

(2)建立静脉通道:烧伤面积较大的患者或转送路途较远者,应进行持续性静脉补液。

(3)创面处理:妥善包扎创面,敷料稍厚,吸水性强,短期不至于渗透。

(4)保持呼吸道通畅:头面颈部深度烧伤或伴有吸入性损伤者,估计在转送途中发生呼吸道梗阻的患者,应备氧气袋和气管切开包,亦可先行气管插管或气管切开。

(5)安置保留尿管:烧伤较严重的患者应留置尿管,以便观察尿量,了解休克情况及调整途中补液速度。

(6)处理复合伤:患者若有复合伤或骨折时,应给予提前处理。

(7)使用抗生素:一般轻患者遵医嘱口服抗生素,不能口服或估计口服吸收不良时,遵医嘱予以肌内注射或静脉滴入抗生素。

4.转送途中护理

(1)选择合适的工具:若汽车长途转送,车速不易太快,力求平稳减少颠簸。若飞机转送患者,起飞和降落时,使头部保持低平位。搬动患者上下楼梯应头部向下,以维持脑部的血液供应,在车厢中头部应在车头方向。

(2)严密观察病情变化:密切观察神志、脉搏、呼吸、尿量等,详细记录输液量、尿量和用药的剂量、时间等。头面颈部烧伤未作气管切开或插管的患者,特别应注意观察呼吸的变化。已有气管切开或插管的患者应保持气道通畅。

(3)有效补液:病情较轻的患者,可给少量多次口服烧伤饮料或含盐饮料。严重烧伤患者途中应按计划有效补液。

5.转送途中护理

(1)镇静、止痛:途中要有良好的镇静、镇痛,但应注意防止过量,头面颈烧伤未作气管切开的患者,转送途中禁用冬眠药物。

(2)转送途中注意防寒、防暑、防尘、防震,战时则应注意防空。

(3)有复合伤或中毒的伤员,应注意全身情况及局部和伤肢包扎固定等,上有止血带的患者,要按时进行松解与处理。

(4)达到终点时,陪同的医护人员应向接收单位医生、护士介绍患者病情及治疗经过,并送交各项治疗护理记录单。

【急诊科救治护理措施】

(一)轻、中度烧伤患者的急诊救治护理措

1.了解病史

简要询问患者或现场目击者,以了解受伤原因、受伤时间及环境,与烧伤因子接触的时间,现场处理措施。

2.判断伤情

(1)初步评估烧伤面积和深度,成人烧伤面积15%以上、小孩5%~10%以上或伴有休克者,应建立静脉通道补液。

(2)检查有无复合伤或中毒,以便向医生汇报及做应急处理。

3.饮食护理

(1)视病情需要进食进水。

(2)给予静脉补液或口服烧伤饮料或含盐饮料。

(3)禁饮大量白开水等其他不含盐的非电解质饮料。

(4)无恶心、呕吐者,可酌情进食,先进流质,再半流质,再普食。

4.药物的护理

(1)评估患者疼痛情况。

(2)遵医嘱给予镇痛、镇静药物。

(3)破伤风抗毒素(TAT)皮试阴性者遵医嘱给予肌内注射,阳性者做脱敏注射或肌内注射破伤风免疫球蛋白。

5.剖面处理

(1)生命体征平稳者,尽早协助医生行清创。

(2)根据患者创面情况清创后采取暴露或包扎疗法。

6.办理入院

如需住院,协助办理好住院手续,并通知病房接收患者。

7.未住院患者的健康指导

(1)嘱患者回家后保持创面清洁干燥。

(2)可以用红外线仪或其他辅助干燥设备促进创面干燥。

(3)肢体受伤患者应予以抬高患肢,减轻肢体肿胀。

(4)遵医嘱口服抗生素3~5日,预防和控制创面感染。

(5)嘱患者进食营养丰富清淡易消化的食物,禁辛辣刺激性食物。

(6)采取包扎疗法的患者,敷料如有浸湿,应及时到门诊换药,3~5日后来医院拆除外层包扎敷料,改为半暴露疗法。

(7)保持室内清洁,干燥,禁扫地。

(8)如有不适及时就诊,定期门诊随访。

(二)严重烧伤患者的急诊救治护理措施。

1.了解病史

(1)简要询问患者或现场目击者,了解受伤原因、受伤时间及环境,与烧伤因子接触的时间。

(2)了解有无高坠伤、恶心、呕吐、昏迷。

(3)了解进饮进食量,呕吐物的量、性状、颜色。

(4)了解现场处理措施。

2.判断伤情

(1)初步评估烧伤面积和深度,以决定输液的量、速度,为抢救做好准备。

(2)检查有无复合伤或中毒。

(3)检查鼻毛、眉毛、睫毛、头发有无烧焦,有无声嘶等。

3.迅速建立静脉通道补液

(1)一般可先采取浅表静脉穿刺输液,宜选择粗大血管

(2)对于全身大面积烧伤患者,静脉穿刺困难,可协助医生行静脉切开或深静脉置管

4.严密监护

(1)重危患者必要时需行心电监护,中心静脉压监测。

(2)监测生命体征、电解质、酸碱度等。

(3)准确记录出入量、治疗措施、病情发展等。

(4)抽血进行电解质、血常规、凝血常规、血型等检查。有条件者进行血气分析。

(5)注意观察有无复合伤、中毒或吸入性损伤。

(6)声音嘶哑、呼吸困难患者应给予氧气吸入,及时吸痰,保持气道通畅,必要时配合医生行气管插管或气管切开术。

(7)四肢、躯干深度环形烧伤应配合医生行切开减压术。

5.创面护理

(1)保持创面清洁,避免污染。

(2)一般在休克控制后、全身情况改善,病情相对平稳后进行创面处理。。

6.用药护理

(1)评估患者疼痛情况。

(2)必要时在补足血容量的情况下,遵医嘱给予镇痛、镇静药物。

(3)对破伤风抗毒素(TAT)皮试阴性者,遵医嘱给予肌内注射,阳性者做脱敏注射或肌内注射破伤风免疫球蛋白。

(4)遵医嘱应用抗生素、激素等药物。

7.饮食护理

(1)休克期患者在没有恶心、呕吐的情况下,可适当给予流质饮食。

(2)口渴者给予烧伤饮料或含盐液体。

8.办理入院

(1)协助办好入院手续。

(2)通知病房接收患者,将患者安置在烧伤重症监护室。

【特别关注】

(1)脱离致热源的方法。

(2)危重患者的转送。

(3)危重患者的急救护理。

二、创面处理

烧伤创面早期处理的目的是清洁创面,尽量去除污染,防治感染,保护创面。

对于轻度烧伤的病员,早期可采用彻底清创法。清创后,创面根据部位及深度可采用包扎疗法或暴露疗法。有关包扎疗法或暴露疗法的适应证、具体操作及护理见第四章第三节、第四节。

对于重度烧伤患者,根据入院时休克的程度决定清创的时间。一般应该在休克控制后进行清创术。烧伤早期多采用简单清创,基本要求是床旁、无须麻醉、迅速(10～30 分钟),尽量减轻对病员的创伤打击。清创术的方法及护理见第四章第一节。

三、烧伤患者的入院早期处理

【入院患者的救治及护理】

(一)轻度烧伤或无休克的中度烧伤救治及护理

1.了解病史,询问伤情

(1)详细了解病史,受伤原因、受伤时间及环境,与烧伤因子接触的时间,烧伤后的处理与经过。

(2)了解患者年龄、职业、体重。

(3)询问药物过敏史及用药史。

2.清洁卫生

(1)脱去患者的脏衣服及鞋袜,去掉创面污染的敷料。

(2)头面部烧伤者应剃头及胡须,会阴部烧伤者应剃去阴毛。

(3)安置患者于清洁的病床上,清洁患者未受伤的皮肤。

3.判断伤情

(1)估计烧伤面积和深度。

(2)检查有无复合伤或中毒,并判断其严重程度。

4.药物护理

(1)未注射破伤风抗毒素者,行破伤风皮试,结果阴性。者给予注射,阳性者做脱敏注射或注射破伤风免疫球蛋白。

(2)遵医嘱使用抗生素。

(3)观察药物疗效及不良反应。

5.静脉补液

根据烧伤面积和深度,遵医嘱建立静脉通道补液。

6.创面护理

(1)用红外线仪照射创面,保持创面干燥。

(2)协助医生行清创术。

7.体位

(1)根据烧伤的部位和面积采取不同的体位。

(2)颈部烧伤患者,应采取高肩仰卧位,充分暴露创面。

(3)肢体烧伤患者,应抬高患肢,减轻肿胀。

(4)定时协助床上翻身,防止创面受压,促进创面愈合。

8.疼痛护理

(1)提供安静舒适的环境。

(2)评估患者疼痛情况。

(3)遵医嘱给予镇痛药物。

9.饮食护理

(1)视病情需要饮水、进食。

(2)可口服烧伤饮料或含盐的饮料,忌口服白开水等不含盐的非电解质饮料。

(3)可酌情进食营养丰富、清淡易消化的食物。

(二)严重烧伤患者的救治及护理

1.严重烧伤救治及护理常规

(1)了解病史,询问伤情。

1)详细了解病史,受伤原因、受伤时间及环境,与烧伤因子接触的时间,烧伤后的处理与经过。

2)询问有无高坠伤、恶心、呕吐、昏迷。

3)询问进饮进食量,呕吐物的量、性状、颜色。

4)了解年龄、职业,测量体重(不能测者要询问伤前体重)

5)询问药物过敏史及用药史。

(2)清洁卫生。

(3)保持呼吸道通畅。

1)保持呼吸道通畅,怀疑吸入性损伤者取高肩仰卧位。

2)对头面部深度烧伤或有呼吸困难者、声音嘶哑者,给予氧气吸入。

3)备气管切开包及吸痰用物,协助医生行气管切开或气管插管,及时吸出气道分泌物。

(4)检查有无合并伤。

1)有重物压伤及高坠伤史的患者,应检查有无颅脑损伤、内脏破裂、骨折、胸部损伤等。

2)对危及生命的大出血,应立即通知医生,进行紧急抢救措施。

(5)疼痛护理。

1)评估患者疼痛情况、

2)在血容量补足的前提下,必要时遵医嘱给予镇痛药物。

3)提供安静舒适的环境。

4)做好心理护理。

(6)严密监护。

1)持续心电监护。

2)监测生命体征、尿量。

3)观察神志、皮肤温度、末梢循环。

4)抽血进行电解质、尿素氮、肌酐、血常规、凝血、血型等检查。

(7)安置保留尿管。

1)尿量是反映复苏效果最直接、最可靠的指标之一。

2)留置尿管,准确记录每小时尿量,及 24 小时总量。

成人尿量维持在 30～50ml/h,婴幼儿、儿童尿量应维持在 1ml/(kg.h)。

3)严重电烧伤和大面积深度烧伤,有严重血红蛋白尿和肌红蛋白尿者,成人尿量应维持在 50～100ml/h。

(8)药物的护理。

1)遵医嘱行抗生素皮试,静脉滴注抗生素。

2)未注射破伤风者,行破伤风皮试,结果阴性者给予注射,阳性者做脱敏注射或注射破伤风免疫球蛋白。

3)遵医嘱应用激素,如地塞米松治疗。

4)遵医嘱应用预防消化道溃疡的药物,如西咪替丁、雷尼替丁、法莫替丁等。

5)观察药物疗效及不良反应。

(9)饮食护理。

1)休克期患者在没有恶心、呕吐的情况下,可适当给予流质饮食。

2)口渴者给予烧伤饮料或含盐液体。

3)严重烧伤或进口进食困难者可行管喂或胃肠外营养。

(10)创面护理。

1)持续红外线仪照射创面,保持创面干燥。

2)一般在休克控制,病情相对平稳后进行。

3)清创时重新核对烧伤的面积和深度。

2.严重烧伤患者的补液护理

(1)建立静脉通道补液。

1)迅速建立有效静脉通道补液,一般先采取表浅静脉穿刺。

2)不宜在环形烧伤肢体的远端进行静脉穿刺。

3)电击伤肢体表浅静脉多已烧毁,故不宜做静脉穿刺。

4)穿刺部位尽量远离创面。

5)对于全身大面积烧伤,表浅静脉穿刺补液困难者,应协助医生行静脉切开或深静脉置管补液。

(2)液体疗法的原则。

1)一般应遵循先晶后胶,先盐后糖,先快后慢的原则。

2)晶体和胶体比例为 1∶1～2∶1。

3)胶体液以血浆为首选。

4)伤后第一个 24 小时内不宜输全血,合并显性失血者除外。

5)若需用全血,尽量不用库存血。

6)血浆代用品宜限制在 1500ml 以内,多采用低分子右旋糖酐。

7)电解质溶液用0.9%氯化钠溶液、碳酸氢钠等。

8)若非内环境紊乱，一般以补等渗液为主。

(3)液体疗法的监测。

1)根据烧伤面积及深度，按休克补液计划调整补液量。

2)监测患者的血压、脉搏、呼吸、尿量、神志、末梢循环等调节补液量。

【特别关注】

(1)患者的饮食护理。

(2)患者的呼吸道护理。

(3)严重患者的补液护理。

(4)患者的病情观察。

第三节　烧伤各期的护理

烧伤的临床过程划分为四期：体液渗出期、急性感染期、创面修复期及康复期。这四个时期在临床上并不是截然分开的。在临床上，烧伤越重，各阶段的交错越多，临床分期越不明显。

一、体液渗出期

【概述】

烧伤早期，由于烧伤局部炎性递质的释放，引起毛细血管壁通透性增加，导致血管内液向第三间隙渗透，这段时间称为体液渗出期。体液渗出的速度一般以伤后6～12小时内最快，持续时间多达伤后24～36小时，可延至伤后48小时或更长。

【临床特点】

(1)由组胺、缓激肽、5-羟色胺、氧自由基、花生四烯酸等炎性递质的作用下，毛细血管通透性增加，血管内液及小分子蛋白质渗漏到第三间隙，导致低血容量或失血浆性休克。

(2)全身组织进行性水肿，创面局部渗出多。

(3)如果患者伤后及时进行液体复苏，则病员临床表现以组织水肿为主。

(4)如果患者延迟复苏，则临床上患者有不同程度的休克表现，如烦躁不安、肢体发凉、口渴少尿、脉搏加快、脉压缩小或血压下降等。严重的可导致心、肺、肾、胃肠等多器官功能衰竭。

(5)有吸入性损伤的患者，可出现进行性加重的声嘶。

【治疗】

(1)及时有效地液体复苏，监测水电解质平衡。在延迟复苏的病员，注意过快输液导致心衰及肺水肿。

(2)休克相对平稳时，进行创面简单清创。

(3)有吸入性损伤病员，注意呼吸道水肿导致窒息，对于中重度吸入性损伤的患者，可早期进行预防性的气管切开术。

(4)对于肢体、躯干环形深度烧伤的患者，为防止组织水肿导致筋膜间隙压升高，引起肢体远端缺血或限制呼吸动度，应及时行筋膜切开减压术。

(5)严重烧伤患者需静脉预防性使用抗生素。

【主要护理问题】

1.体液不足

与大面积烧伤,创面大量渗液致低血容量有关。

2.皮肤完整性受损

与热力、化学、电流等侵蚀有关。

3.舒适的改变

与烧伤组织严重水肿和渗出,疼痛、肢体活动受限等因素有关。

4.有窒息的危险

与吸入性损伤后呼吸道黏膜充血、水肿、坏死、分泌物增多有关。

5.自我形象紊乱

与面部烧伤后毁容、家庭关系失调等因素有关。

6.潜在并发症

感染、肺水肿、脑水肿。

【护理目标】

(1)休克期得以平稳渡过。

(2)未发生窒息或得到及时处理。

(3)患者自述不适感减轻或消失。

(4)患者以积极地心态面对疾病。

(5)未发生相关并发症或并发症得到及时发现及时处理。

【护理措施】

(一)心理护理

烧伤往往是意外发生,容貌的改变及功能障碍,财产损失及治病费用,使早期烧伤患者表现出惊吓、恐惧、担忧、焦虑等心理反应。护士应了解其心理反应及需求,给予同情、安慰、开导的同时,鼓励患者将痛苦说出来,针对不同的原因给予相应的支持。并提供整形美容信息,消除患者不必要的担忧,激发患者对生命、对家庭的责任感,树立战胜疾病的信心。并做好患者亲人、朋友及同事的工作,以寻求到家庭、社会支持。

(二)一般护理

1.体位

(1)大面积烧伤取平卧位,适当抬高头部。

(2)头面颈部烧伤,取高肩仰卧位,以开放气道,并利于充分暴露颈部创面。

(3)四肢烧伤者抬高患肢,以促进静脉回流,注意四肢关节置于功能位。

(4)生命体征平稳后予以翻身,必要时上翻身床。

2.饮食护理

(1)有休克症状时禁食禁饮。

(2)生命体征平稳后早期进食,从口服电解质液开始,逐步向流质,半流质、软食过渡。病情允许时,鼓励进食高热量、高蛋白、高维生素饮食。

(3)有消化道症状,如恶心、呕吐、腹胀等暂停进食,必要时予胃肠减压。

(4)口服营养不足时,可予静脉补充。

3.保暖

(1)大面积烧伤后由于皮肤被烧毁,保暖屏障破坏,患者常感寒冷,故需保持室温:冬天 32～34℃,夏天 28～30℃,湿度 50%～60%。

(2)可使用红外线治疗仪局部保暖,或采用空调、暖气等调节室温。

4.留置导尿

(1)置保留尿管,保持引流通畅。

(2)准确观察并记录每小时尿量、色泽及比重,间接判断血容量情况。

5.保持呼吸道通畅

(1)密切观察呼吸情况,每小时测量一次生命体征。

(2)遵医嘱予持续低流量氧气吸入。

(3)观察吸氧效果,注意用氧安全。

(4)必要时行气管切开。

6.用药护理

(1)遵医嘱使用抗感染、抗水肿、利尿、镇静、镇痛、防应激性溃疡药物。

(2)肌内注射吸收障碍,一般常采用静脉滴注。

(3)观察药物效果及不良反应。

(4)镇静止痛药、利尿药应在补足血容量的情况下遵医嘱使用。

(5)老年患者、颅脑损伤患者、呼吸道烧伤患者及 1 岁以下的婴儿禁用镇静止痛药。

(三)补液护理

1.原则

(1)迅速建立有效地静脉通道。

(2)按时、按质、按量输入所需液体,防时松时紧。

(3)先快后慢、先晶后胶、先盐后糖、交替输入。

2.穿刺部位

(1)一般采用表浅静脉穿刺,尽量远离剖面。

(2)特大面积患者表浅静脉被烧伤,宜行深静脉置管或 PICC 置管。

(3)电击伤患者患肢表浅静脉大多栓塞,故不宜在患肢行静脉穿刺。

(4)四肢环行烧伤患者本宜在远端穿刺。

(5)经创面作深静脉置管的患者,24 小时内覆盖置管处,以后改为暴露,局部涂磺胺嘧啶银

(6)局部出现炎症反应应立即更换输液部位。

3.注意事项

(1)全面了解 24 小时输液计划的总量、成分,计算每小时入量,特别注意第一个 8 小时入量。

(2)不能在较长时间内输入一种液体,或短时间内快速输入同一种液体。

(3)小儿输液时,尤其应警惕脑水肿、肺水肿发生。

(4)注意应以受伤时间开始计算,而非入院时间。

4.休克期体液复苏有效监护指标

(1)神志清楚、无烦躁、烦渴有好转。

(2)心率成人在120次7分、小儿在140次/分以下、收缩压90mmHg以上、呼吸规则、无呼吸困无发绀。

(3)尿量成人在30～50ml/h,小儿1mll(kg·h),若有血红蛋白尿或肌红蛋白尿者需在50ml/h以上,老年患者、心血管疾患或合并呼吸道烧伤者可稍偏低。

(4)周围循环良好、肢端温暖、毛细血管冲盈良好。

(5)监测中心静脉压维持在8～12cmH_2O。

(6)符合以上指标,则表明补液有效,休克纠正。

(四)创面护理

1.病室要求

(1)定时消毒、通风。

(2)同一病房最好安排同期或同病种患者。

(3)有条件应住层流病房,必要时重度烧伤患者安置在单人或双人病房。

(4)定期监测病室空气菌落数。

2.用物

(1)病床上用物需消毒后使用。

(2)床单、棉垫、敷料浸湿需及时更换。

3.保持创面清洁干燥

(1)躯体环行烧伤创面暴露疗法的患者,应每2～4小时翻身一次,防止创面受压潮湿,减少病原菌的繁殖。

(2)翻身幅度不宜过大或过快。

(3)浅度暴露创面经常用消毒棉签拭去渗液。

(4)包扎疗法者,渗液湿透外层敷料应及时更换。

【并发症的预防及护理】

并发症的预防及护理见表8-3。

【特别关注】

(1)体液渗出期的饮食护理。

(2)体液渗出期的呼吸道护理。

(3)体液渗出期的补液护理。

(4)体液渗出期的创面护理

(5)并发症的早期观察及护理。

表 8-3 并发症的预防及护理

常见并发症	预防及护理措施
肺水肿	严密观察有无呼吸增快、呼吸困难、胸前紧迫感、阵咳、大量粉红色泡沫痰等肺水肿表现 予以 4～6 升/分氧气吸入,并经 20%～30%乙醇湿化后吸入(但毒性气体引起的肺水肿禁用) 遵医嘱应用脱水剂、强心剂、激素
脑水肿	观察有无神经、精神症状以及肌肉抽动、昏迷、呕吐、眼球震颤、呼吸困难等表现 禁止口服大量不含盐的水分和集中一段时间内大量输入水分等 停止水分摄入,输入适量胶体 遵医嘱给高渗盐水输入 吸氧 在纠正血容量的基础上给脱水剂:常用 20%甘露醇量遵医嘱 镇静:必要时可用地西泮、苯巴比妥等

【前沿进展】

近年来,有人提出烧伤休克期切痂。一部分学者认为,烧伤休克的始动因素是创面局部炎性递质的释放的结果,早期切痂可以有效地去除炎性递质的进一步释放人血,从而有效地降低血管内液的渗漏,降低休克程度。同时,早期切痂可以去除坏死组织,减少创面感染机会,加快创面愈合,缩短病程。但有学者认为,早期切痂会加重患者的创伤,难以维持休克期的血液动力学和内环境的稳定,从而加重病情。因此,对严重烧伤患者是否应采取休克期切痂尚无定论,需要根据病员情况和医疗机构的诊治水平综合考虑。

二、急性感染期

【概述】

所谓急性感染期,系指烧伤后短期内所发生的局部或全身性感染。一般为伤后 1～2 周。在急性感染期所发生严重感染,是导致烧伤病员的早期死亡的主要原因之一。

【临床特点】

(1)发生时间在伤后 l～2 周。

(2)肠源性感染可发生于伤后 3～6 小时。它的特点是:

1)常见于大面积烧伤早期液体复苏延迟的患者。

2)原因是早期肠道黏膜屏障功能破坏,肠道内细菌移位,异位定植的结果。

3)多为革兰阴性细菌感染,感染来势凶猛,迅速加重早期休克症状,死亡率极高,救治困难。

(3)创面感染是烧伤早期感染的主要原因。感染来源可能是:

1)烧伤创面周围正常皮肤或烧伤创面残存皮肤附件中的常驻细菌。

2)烧伤发生时外周环境导致创面污染。

3)患者自身分泌物或排泄物污染。

4)急救人员的接触污染。

5)各种有创操作及植入管道引起感染。

(4)创面感染根据创面上病原菌的密度及侵犯深度可分为侵袭性感染和非侵袭性感染。

1)非侵袭性感染特点如下:①烧伤创面仅有少量病原菌定植。②创面有大量细菌检出,仅限于分布表面。③创面病原菌已穿透焦痂,但菌量较少(10^5CFG/g),仅产生局部炎性反应,或未侵袭到有活力的组织。④患者临床表现主要是创面有局部感染,但全身反应较轻。通过局部创面的清理,坏死组织的去除,大部分感染能有效地清除。

2)侵袭性感染的特点如下:①根据病原菌侵入的深度分局灶性、普通性及微血管性侵袭三型,侵袭深度越深,感染越重。②创面显示出明显的感染征兆,水肿严重、分泌物增多,或凹陷、出现坏死斑。③伴有全身感染症状。④最终可引起创面脓毒症及败血症。创面脓毒症的诊断应具备3个标准:病原菌穿透焦痂并侵入活力组织而诱发微血管炎及淋巴管炎,细菌定量培养超过10^5CFG/g组织和全身脓毒症症状。

【治疗】

1.积极有效地液体复苏

早期及时有效地液体复苏可以避免休克导致的多器官功能障碍,特别是有效地减轻或防止肠黏膜屏障功能受损及免疫防御功能受损,从而降低肠源性败血症及创面侵袭性感染的发生率。

2.及时有效地进行创面清理

休克相对平稳就可以及时清理创面。清除污染物坏死腐皮,创面涂以磺胺嘧啶银糊剂,根据受伤部位、创面污染情况及烧伤严重程度将创面采用包扎疗法或暴露疗法。

3.免疫调理

目前,许多抗炎性反应的单克隆抗体或受体阻滞剂尚在动物实验阶段。对于严重烧伤伴有明显侵袭性感染或肠源性感染症状的病员,可早期给予静脉补充大量的人体免疫球蛋白,通过提高被动免疫有效地预防感染。

4.尽早切除创面坏死组织

休克相对平稳后,尽早地除去坏死组织可以有效地降低创面毒素的吸收,去除感染来源,缩短病程。

5.营养支持

休克相对平稳后,鼓励患者早进食。早期胃肠营养有助于胃肠道功能恢复,减轻肠黏膜屏障功能的损伤,降低肠源性感染的发生率。进食量不足的患者可辅以静脉营养。

6.生长激素的应用

在患者休克期度过后,可考虑使用生长激素。生长激素可以促进蛋白质的合成,增进食欲,减轻机体的负氮平衡状态.增强机体免疫力。但在使用中可引起血糖增高,注意控制血糖。

7.抗生素的应用

在预防和控制侵袭性感染时,不容易做到有针对性的使用抗生素,但不能滥用抗生素。早期抗生素的给予是经验性的,一般根据临床表现和本病室近期细菌调查结果综合考虑。一旦创面培养及血培养有阳性发现,要及时调整抗生素的类型及用量。

【主要护理问题】

1.焦虑

与烧伤后毁容、截肢、医疗费用、家庭关系失调等因素有关。

2.舒适的改变

与长时间卧翻身床、疼痛、肢体活动受限创面大换药等因素有关。

3.体温过高或过低

与创面脓毒血症、创面脓毒败血症有关。

4.意识障碍

与毒素吸收入血有关。

5.营养失调及休克

主要与食欲差、胃肠道吸收差、持续高代谢状态等因素有关。

6.自理缺陷

与大面积烧伤活动受限有关。

7.潜在并发症

感染、应激性溃疡、MODS、急性肾衰竭及 ARDS。

【护理目标】

(1)患者以积极地心态面对疾病。

(2)患者不适感减轻或消失。

(3)患者体温、意识恢复正常,营养状况良好。

(4)患者合理的生活需求得到及时满足。

(5)患者对烧伤愈合过程有初步认识,学会烧伤基本相关护理配合知识。

【护理措施】

(一)心理护理

护理人员应关心理解患者,多与之接触交流。认真分析导致患者心理行为改变的压力源,针对不同的压力源给予相应的指导。使患者及家属了解烧伤治疗的各个环节,正确理解治疗过程中的发热、食欲减退等不适。

(二)体位

1.头颈部烧伤

(1)若患者生命体征平稳,取半坐卧位,有利于头面部消肿。

(1)颈部烧伤患者取高肩仰卧位。

(3)耳郭烧伤患者侧卧时垫棉圈,使其悬空,严防耳郭受压。

2.双上肢烧伤

(1)外展 90°,充分暴露腋下创面。

(2)若上肢伸侧为深度烧伤则保持屈肘位,前臂置中立位,不要旋前、旋后。

3.手部烧伤

(1)保持腕背屈,虎口张开,掌指关节屈曲。

(2)包扎时注意各指间用油纱分隔开,即用油纱逐个手指分别包扎,切忌用一张油纱将所有手指包裹在一起。

4.双下肢烧伤

(1)保持双下肢外展，膝前深度烧伤保持屈膝位，双踝保持背屈位，防止出现足下垂。

(三)营养护理

1.营养供给途径

(1)胃肠道营养是烧伤患者能量摄入的主要来源。

(2)胃肠功能尚好但进食困难者，可采用鼻饲营养。

(3)胃肠道摄入，可辅以静脉高营养。

2.营养物种类

(1)口服营养以提供高蛋白、高维生素、高热量清淡易消化饮食为主。

(2)静脉高营养成分早期以碳水化合物、维生素、电解质及微量元素等为主，逐步以能量蛋白质、脂肪乳化剂、氨基酸均衡供给。

3.原则

(1)多样化，少量多餐。

(2)注意改进烹调色、香、味，以刺激患者食欲。

(3)解除或减少影响患者食欲的不良因素，减少餐前治疗。

(4)鼻饲营养注意现配现用，避免污染变质。

(5)静脉营养期间定时测定体重、上臂周径、血浆白蛋白等。

(6)每日准确记录出入量，计算氮平衡，保持体液平衡。

(7)观察患者对营养物的耐受性，配合医生做好患者营养评估。

(四)病情观察及护理

1.体温

(1)每30分钟测一次体温，观察有无持续高于39℃或低于35℃以及寒战等。

(2)高热护理;体温＞40℃，使用降温措施:降室温、物理降温、药物降温;对症治疗无效遵医嘱使用强有力抗生素及激素等;增加水分的补充。

(3)低温护理:注意保暖，体温＜35℃可用水温计或半导体测温计测肛温。

2.脉搏

大面积烧伤患者除测脉搏外，还应常作心脏听诊，以便及时发现心律失常。

3.呼吸

密切观察呼吸变化，保证呼吸道通畅，准备好气管切开包、气管插管器械、呼吸机和呼吸兴奋剂。

4.神志

(1)尽量减少对患者的刺激，保持室内安静，光线不宜太强。

(2)烦躁严重时，按医嘱给予镇静药物。

(3)防止患者坠床，可置护架栏，必要时四肢上约束。

5.消化道

(1)腹胀时停牛奶、糖类等易产气的食物，密切观察胃肠道蠕动及排气情况，如果腹胀加剧、肠鸣音消失时,需禁食,必要时行胃肠减压、肛管排气。

(2)腹泻时注意观察大便性质和颜色,记录排粪便次数和总量,送大便常规和细菌培养及涂片检查,每次便后用温水清洁肛门及周围皮肤。肛周可用氧化锌软膏保护。

6.舌象

(1)舌象变化往往出现在败血症的其他症状之前。

(2)加强口腔护理。

(3)细致观察舌象和霉菌感染症状。

(4)有烧伤创面脓毒症、败血症时,舌象呈红绛紫色,舌苔焦黄、干裂,有芒刺。

(五)预防烧伤感染的护理

1.创面护理

(1)保持环境干燥:相对湿度在18%～28%(平均24%),必要时可用去湿机。

(2)严密观察:①观察创面有无坏死斑、健康皮肤有无出血点和坏死斑。②暴露的创面应经常细心观察痂下有无感染积脓。③采用包扎疗法的患者,如体温升高、剖面疼痛加剧或有持续性跳痛或出现烦躁不安者,均应及时更换敷料、检查创面。

(3)保持创面干燥:①定时翻身,使前、后、侧创面交替暴露,有条件可上翻身床,勿因受压不透气而导致霉菌感染。②可应用热风疗法,使背侧创面保持干燥。③早期剖面尚未结痂,要随时用棉签、棉球吸干创面渗液。④创面发现霉菌斑,用5%碘酊涂擦创面局部。

(4)根据血培养加药敏选用敏感抗生素。

(5)定时进行病室空气通风消毒,有条件的医院设置层流病房。

2.吸入性损伤护理

(1)严密观察呼吸情况。

(2)保持呼吸道通畅,随时吸痰、翻身拍背。

(3)持续低流量吸氧。

(4)床旁备气管切开包,必要时协助医生及时行气管切开术。

(5)遵医嘱予雾化吸入或气管内持续滴入0.9%氯化钠。

3.保护肠黏膜功能

(1)鼓励患者经口进食。

(2)注意饮食卫生。

(3)遵医嘱使用胃黏膜保护剂。

4.医源性侵入性管道护理

(1)静脉留置针或深静脉置管:①保持输液通畅。②严格无菌技术操作。③留置时间在规定安全时限内。④严密观察有无局部渗漏、炎症反应、导管脱出等,如有异常及时更换输液部位。

(2)气管切开:①严格无菌操作,预防肺部感染。②保持呼吸道通畅,随时吸痰,鼓励咳嗽、协助翻身拍背。③湿化气道;导管外口覆盖0.9%氯化钠溶液湿纱布2层,遵医嘱予雾化吸入或气管内滴药。

(3)保留尿管:①保持引流通畅。②加强会阴护理。③严格无菌操作,防止逆行感染。

（六）药用护理

(1)严格掌握抗生素的使用时机，严密观察其治疗效果及不良反应。

(2)烧伤治疗中抗生素的使用原则是及时、联合、有效。

(3)用药过程中严密监测药效及不良反应。

(4)发现严重肝、肾功能损害者，及时报告医师，停药或改药。

(5)轻度肝肾功能损伤而病情又需要不便更换者，适当延长给药时间及减少给药剂量。

（七）翻身床的应用与护理

1.优点

(1)使创面充分暴露，促进干燥，避免长时间受压。

(2)便于更换体位、减轻患者痛苦。

(3)便于处理大小便、运送患者、清理创面。

(4)便于进行切痂、植皮手术。

2.缺点

能变换的体位仅限于仰卧与俯卧，俯卧时伤员多感不适等。

3.适应证

多用于大面积烧伤，特别是有躯干环状烧伤的患者。

4.禁忌证

(1)休克、呼吸障碍、烦躁、心血管系统不稳定等。

(2)年老体弱者慎上翻身床。

5.注意事项

(1)解释：初次翻身前要向病员介绍翻身的目的、意义及可能的不适感觉，解除疑虑，取得合作。

(2)检查：翻身床使用前一定要检查各部件是否灵活、牢固、安全。

(3)病情观察：翻身前后测定心率、呼吸，观察病情变化，危重患者准备急救物品。

(4)翻身时间：初次俯卧时间不宜过长，一般以1～2小时为宜，适应后4～6小时翻身一次。如有头面部烧伤患者或吸入性损伤者，特别是面颈部水肿严重者，俯卧时间宜短，以半小时为宜，以免发生咽喉部坠积性水肿而影响呼吸

(5)足部保持功能位，防止足下垂。

(6)安全保证：①有气管切开者，翻身前应检查气管导管是否通畅，翻身前后皆应清理气道的分泌物，检查系带松紧度，翻身俯卧后检查气管导管口有无堵塞，妥善固定氧气管。②有静脉输液者，妥善保护输液管道。③每次翻身前，必须移除附件、杂物等，检查床片固定螺丝是否安放妥当等。④翻转时速度不宜过快或过慢，以防发生意外。

(7)充分暴露：翻身后病员姿势固定为“大”字形，以充分暴露腋下、会阴及双大腿内侧创面。

(5)翻身床使用后应彻底消毒备用。

【并发症的预防及护理】

并发症的预防及护理见表8-4。

表 8-4　并发症的预防及护理

常见冕并发症	预防及护理措施
感染	严密观察全身及局部症状 严格执行消毒隔离制度 尽量避免感染的危险因素 遵医嘱准确及时应用敏感抗生素 保持创面清洁干燥,及时处理创面 保持引流通畅 加强营养支持,提高抵抗力
应激性溃疡	根据病情尽早指导进食,恢复肠道功能 观察有无腹痛、呕血、黑便等消化道出血表现 积极补液防治休克 保护胃黏膜:应用抗酸疗法或黏膜保护疗法 留置胃管,抽空胃液,灌注止血药物 静脉滴注氨甲苯酸、奥美拉唑、促胰液素、生长抑素 必要时内窥镜直视下止血 做好手术治疗准备
MODS(多器官功能障碍综合征)	休克复苏 控裁感染 代谢支持 心肺支持 阻断炎性介质
急性肾衰竭	准确记录 24 小时尿量,测量尿比重 控制液体入量,量出为入 控制高钾血症:停止补钾,使用钾拮抗剂、蛋白合成剂、抗生素,必要时予透析治疗 停止使用对肾功能有损害的药物
ARDS	机械通气可改善肺顺应性,增加动脉氧含量 糖皮质激素的应用:可稳定溶酶体,改善微血管通透性,但对已发生的急性肺损伤无效 吸入低浓度氧化氮:可使缺氧或血栓烷 A2 引起的肺动脉高压患者的肺动脉压下降

【特别关注】

(1)急性渗出期的营养护理。

(2)急性渗出期的呼吸道护理。

(3)急性渗出期的消化道护理。

(4)急性渗出期的创面及管道护理。

(5)并发症的早期观察及护理。

【前沿进展】

早期切削痂手术:近年来主张患者一旦休克平稳,可施行早期(伤后 7～10 天内)切削痂手术。该手术可以减轻创面毒素吸收及感染来源,缩短病程,为特大面积的烧伤患者提供更多供皮区恢复、再次供皮的机会,有效地提高了重度烧伤的救治率。

早期进食:以前,因为担心休克期患者呕吐导致误吸而主张早期禁食,近年来研究证实,休克相对平稳后即可进食。早期进食,可有效地恢复肠道黏膜的屏障功能,维持水电解质平衡,降低肠源性感染的发生率。

生长激素近年来也应用于临床治疗烧伤患者,有促进蛋白合成,促进创面愈合的作用。

三、创面修复期

【概述】

创面修复期在临床上没有固定的时间阶段。创面深度越浅,修复发生越早。

【临床特点】

(1)创面的修复期贯穿到临床的整个过程。

(2)除Ⅰ度烧伤外,所有的创面都有渗出,极易发生感染,创面一旦感染其深度会加深,创面修复将延迟。

(3)浅Ⅱ度烧伤愈合时间在伤后 2 周左右,残留的表皮基底细胞和皮肤附件是自发性愈合的基础。愈合后创面不留瘢痕,皮肤的质地结构正常,仅有色素沉着,一般在数周或数月内消退。

(4)深Ⅱ度烧伤愈合时间在伤后 3～4 周,残留的皮肤附件是自发性愈合的基础。愈合后创面留有瘢痕。头皮由于大部分毛囊分布于皮下组织,即使是深Ⅱ度烧伤创面也可因毛囊表皮细胞再生而迅速覆盖创面。所以,头皮深Ⅱ度烧伤愈合后可不留瘢痕。

(5)Ⅲ度烧伤不能自发性愈合。一般在伤后 3～4 周创面开始溶痂,当创面基底健康肉芽组织长出,则可以行刃厚植皮手术。

【治疗】

(1)Ⅰ度烧伤无须特殊治疗,伤后 5～7 天创面脱屑愈合。

(2)浅Ⅱ度烧伤要尽力保护创面,避免继发性感染,促使自发性愈合。

(3)深Ⅱ度烧伤对于特重烧伤的病员,应尽力保护创面,避免继发感染,促使自发性愈合。将残留的有效地供皮源(正常皮肤或Ⅰ度及浅Ⅱ烧伤愈合后的皮肤)用于Ⅲ度烧伤创面的植皮。对于轻、中度或重度烧伤患者、病情平稳且有足够皮源的患者,则可在面部及关节等部位肉芽创面行中厚植皮,以保证愈合后有良好的功能。手背的深Ⅱ度烧伤,可在烧伤早期(伤后 3～10 天内),行手背削痂,薄中厚皮植皮术。以尽量恢复手部功能。

(4)小面积的Ⅲ度烧伤创面,可以直接行切痂植皮手术,可大大缩短病程。对于重度或特重烧伤的患者则需要做治疗计划,分期分批对创面进行切痂、削痂或蚕食脱痂,有计划地利用有限的供皮源对创面行植皮手术。这一时期预防供皮区及创面感染非常重要。

(5)在烧伤患者的救治过程中,一旦发生了创面脓毒症,应及时检查创面,再次清创。必要时可在全身麻醉下行坏死组织削除或切除术,彻底引流创面,待创面肉芽形成后及时覆盖创面。为避免暴露创面过多,时间过长,机体组织液丢失过多,创面可用异体皮、异种皮或人工皮覆盖。

(6)对于肢体及躯体深度环形烧伤,注意避免止血带效应,应在烧伤后24小时内及时行焦痂及深筋膜切开减压术。

(7)在整个创面修复期要注意预防全身性感染,全面的营养支持及免疫支持,注意水电解质平衡及保护心、肝、肺、肾等脏器功能。

【主要护理问题】

1.瘢痕

与严重烧伤瘢痕愈合有关。

2.瘙痒

与瘢痕组织形成有关。

3.疼痛

与瘢痕粘连、功能锻炼有关。

4.自我形象紊乱

与容貌改变、瘢痕粘连、关节变形有关。

5.功能障碍

与瘢痕粘连、关节变形有关。

6.知识缺乏

缺乏功能锻炼相关知识。

【护理目标】

(1)患者的容貌、功能得到改善。

(2)患者的疼痛、瘙痒等不适感减轻或消失。

(3)患者对烧伤有了初步认识,学会功能锻炼基本知识。

【护理措施】

(一)心理护理

烧伤后期,患者面临频繁的换药、手术。新生皮肤颜色的改变与瘙痒、日益突出的瘢痕增生挛缩所致的功能障碍和畸形;出院前的烧伤患者,面临重新适应家庭、社会环境的局面,必须应对来自自身与环境的压力。此时,医护人员要主动关心患者,及时发现患者的心理变化,有针对性地介绍自我护理的知识及整形美容的新信息,并及时解除患者的痛苦,鼓励患者正视现实。而对盲目乐观,对整形效果抱有过高的期望值的患者,应采用适当的方式把手术后可达到的实际效果告知患者。同时,鼓励患者坚持进行功能锻炼,激发其主观能动性和改善功能的希望,积极配合治疗。

(二)营养护理

1.饮食类别

(1)鼓励进食高蛋白、高热量、高维生素,易消化饮食。

(2)禁食辛辣刺激食物。

2.饮食卫生

注意饮食卫生,防止腹泻。

3.就餐环境

(1)创造整洁、无异味的就餐环境,及时清理污染物等。

(2)就餐前不宜进行换药、清洁卫生等操作。

3.增进食欲

(1)少食多餐。

(2)注意食物的色香味。

(3)了解患者的饮食习惯,病情允许时尽量满足,以增进患者的食欲。

(4)必要时遵医嘱使用生长激素。

4.营养摄入方式

(1)经口进食为主。

(2)不能经口进食者予管饲。

(3)必要时予静脉补充。

(三)体位与活动

1.颜面部烧伤

(1)面部消肿后,训练眨眼、转动眼球等预防睑外翻。

(2)张大口或叼黄瓜、胡萝卜在嘴里预防小口畸形。

(3)仰卧时头居中,侧卧时用棉圈使耳部悬空。

2.颈部瘢痕

(1)颈前瘢痕:取高肩仰卧位或俯卧时抬头,使颈前过伸。

(2)颈侧瘢痕:头向健侧倾斜和转动。

3.腋部烧伤

肢外展 90°,或上举过头;仰卧位时,双手交叉于脑后。

4.肘部烧伤

(1)练习伸、屈、旋转运动。

(2)休息时保持在伸位。

(3)用患肢提重物、手拉门柄等。

5.手部烧伤

(1)锻炼握拳动作及拇指与其他四指做对掌运动,休息时置于功能位置。

(2)手背烧伤时用夹板使腕背伸、掌指关节屈曲、指间关节伸直,拇指外展。

(3)掌侧烧伤时腕、指、掌、指间关节均伸展,以夹板固定。

(4)全手烧伤时,腕置微背伸位,掌指关节屈曲 80°～90°,指间关节微屈 5°～10°位,平时以夹板固定,活动时取下,出现挛缩时以动力夹板牵引。

(5)手部烧伤患者最有效地活动方式是日常生活训练,应鼓励患者自己洗漱、吃饭等。

6.膝部烧伤

使膝伸直,腘窝伸展,并做屈膝动作。

7.下肢烧伤

(1)髋关节、膝关节保持伸直位。

(2)膝前瘢痕做屈膝活动、练习下蹲。

(3)踝关节保持中立位,防止足下垂。

(四)器官功能的保护

1.水电解质平衡

(1)严密观察病情变化。

(2)监测血生化,及时纠正水电解质失衡。

2.心、肺功能

(1)观察有无心悸、心律失常、脉搏短促、大动脉搏动微弱、呼吸困难、发绀等表现。

(2)定期行心肺功能测定。

(3)老人及小儿适当控制输液速度。

(4)必要时遵医嘱使用强心药。

3.肾功能

(1)观察并记录尿量。

(2)定期抽血查肾功能。

(3)避免使用肾损害大的药物,病情需要时,应减小剂。量、加大稀释量、短时使用。

(1)出现肾功能不全或肾衰竭应限制入量,量出为人。

4.脑功能

(1)注意观察有无喷射性呕吐、头疼、高热、惊厥等症状。

(2)密切监测体温变化,必要时予冰帽保护脑组织。

(3)积极处理创面,防止发生颅内感染。

(五)感染预防

1.创面护理

(1)注意观察创面情况,有无创周炎、坏死斑、出血点等。

(2)保持创面清洁干燥,定时协助翻身,防止创面受压。

(3)加强剖面浸浴及换药。

(4)严格无菌技术操作。

(5)积极改善全身及局部营养状况。

(6)适时手术清创植皮,消灭创面。

2.浸浴疗法

(1)深度烧伤后新愈部位常反复形成水泡,上皮被细菌吞蚀。

(2)采用浸浴治疗,可以彻底清洁创面,清除创面分泌物及痂皮,减少细菌数量,有利于减轻或控制感染。

(3)同时温水浴可以改善局部血液循环,促进创面愈合。

(4)感染控制、肉芽剖面新鲜后,进行切削痂植皮手术。

3.输液护理

(1)严格无菌技术操作。

(2)保持输液管道通畅、密闭、无污染。

(3)输液通道尽量远离剖面。

(4)一旦发生静脉炎立即更换部位,并积极处理。

4.尿管护理

(1)加强会阴护理,每天 2 次。

(2)尽量保持尿管系统密闭,减少开放次数。

(3)每周更换引流袋,每月更换尿管。

(4)出现膀胱刺激征及时处理。

5.气管切开护理

(1)加强气管切开护理,每天 2 次。

(2)随时吸痰,严格无菌操作。

(3)遵医嘱予雾化吸入或气管内滴药,以稀释痰液,预防和控制肺部感染。

(4)鼓励患者有效咳痰,协助翻身拍背,以利痰液排出。

6.病室环境

(1)病室定时行空气消毒、开窗通风。

(2)有条件最好的单人病房或层流病房。

7.手卫生

(1)医护人员操作前后按六步洗手法洗手。

(2)接触每个患者前后均需洗手,防止由医护人员的手导致院内感染的发生。

(3)戴手套、口罩。

8.陪伴管理

(1)限制陪伴,每床限留陪护一人。

(2)教会陪护人员基本的院感防控知识。

(3)有条件最好取消陪护。

(六)健康宣教

1.注意事项

(1)保护新愈合皮肤。

(2)保持清洁。

(3)避免使用刺激性的肥皂清洗。

(4)避免日晒。

2.瘙痒

(1)皮肤瘙痒时,避免搔抓。

(2)可遵医嘱口服止痒药,如马来酸氯苯那敏、阿司咪唑。

(3)外用 0.075%的地乳止痒。

3.功能锻炼

坚持功能锻炼,维持关节部位功能位置。

4.饮食

避免进食刺激性食物。

5.随访及复查

(1)门诊随访。

(2)分别于半个月、1个月、3个月、半年后复查。

【特别关注】

(1)修复期患者的心理护理。

(2)创面修复期的饮食护理。

(3)创面修复期器官功能的保护。

(4)感染的预防及处理。

【前沿进展】

(1)对于Ⅱ度烧伤创面,外用表皮细胞生长因子及成纤维细胞生长因子,或巨噬细胞刺激因子可有助于创面愈合,预防创面感染。

(2)大面积的切削痂术后,采用异体皮、异种皮或人工皮覆盖,较之传统的油纱、棉纱覆盖,可以减轻创面的渗出,减少换药次数。

四、康复期

【概述】

不同深度的创面愈合后可能留有不同程度的瘢痕,瘢痕可以迅速增生,继之挛缩,影响功能。康复期主要目标是通过防瘢治疗,功能锻炼,理疗、体疗或手术整形恢复肢体、躯干的功能。

【临床特点】

(1)小面积深度烧伤患者,可以选择早期手术以缩短病程,尽早进入康复期。

(2)大面积烧伤患者,往往部分创面愈合、部分创面还没溶痂或等待植皮。康复多需分部位进行。

(3)烧伤患者住院时间长,长期卧床引起肌肉失用性萎缩及关节强直。

(4)深Ⅱ或植皮愈合的创面,因下地行走或摩擦等原因,创面易起血疱或糜烂溃疡。长期瘢痕溃疡不愈可诱发瘢痕恶变。

(5)肢体、躯体等活动部位较大的关节,如颈部、肘部、髋部及膝部,一旦发生深度烧伤,极易引起躯体、肢体关节挛缩屈曲畸形,临床常见的颏胸粘连及肘部瘢痕挛缩屈曲畸形就是典型的例子。而在腕、踝及手指足趾等部位,腹侧或背侧均可引起屈曲畸形,临床上最常见的就是爪形手畸形。

(6)大面积深度烧伤后,患者即使痊愈出院,由于皮肤泌汗功能丧失,体温调节功能发生紊乱,需经过几年时间才能适应。

(7)患者在烧伤康复期,由于躯体功能障碍,美观因素、反复手术打击、工作,甚至治疗经费等问题,可引起心理异常或精神失常。

【治疗】

(1)严重烧伤的病程可达1个月至数个月,由于长期卧床,患者易发生肌肉废用性萎缩。在治疗过程中,不可忽视对肢体的主动运动及被动运动锻炼,以防止肌肉萎缩及深静脉血栓形成。

(2)在院卧床治疗期间,除鼓励患者躯体可动的部位自行主动运动外,应注意各关节保持在功能位。

(3)深Ⅱ度烧伤创面在伤后3周即可愈合,愈合后要及时对创面进行防瘢及抗挛缩治疗。同样,Ⅲ度烧伤后植皮创面也需要相同治疗。可采用外用弹力套、抑制瘢痕生长的硅酮类贴剂或喷剂,康复师协助功能锻炼,及各种对抗瘢痕挛缩的支具、支架、可塑夹板等。

(4)对于泌汗功能差的患者,夏天应安置在空调房内康复治疗,以防止中暑。

(5)康复期患者,躯体康复治疗时,注意心理康复治疗。

【主要护理问题】

(1)废用综合征 与瘢痕挛缩致残有关。

(2)自我形象紊乱与精神心理躯体创伤有关。

【护理目标】

(1)能自我调节情绪,正确面对伤残。

(2)瘢痕增生得到抑制。

(3)恢复日常生活。

【护理措施】

(一)心理护理

1.心理关怀

(1)根据患者的心理特点,给予安慰、疏导,消除不良心理因素。

(2)鼓励患者面对现实,树立战胜疾病的信心,以坚强的毅力、最佳的心态接受治疗和训练。

2.心理精神康复

(1)烧伤常超越患者心理承受和精神负担的能力。

(2)大面积深度烧伤,治疗周期长,愈后瘢痕瘙痒,功能障碍,使患者承受巨大的心理压力。

(3)患者常表现为压抑、淡漠或烦躁、哭闹、不配合,甚至拒绝治疗。严重者产生轻生念头。

(4)护士要以高度同情和负责的精神,及时给予适当的治疗,使患者心理上的不平衡及早得到调整,精神上的紊乱尽快得到治疗。

(二)瘢痕预防的护理

1.可塑性夹板

(1)具有可随意塑形的特点,起到良好的制动和对抗挛缩的作用。

(2)适用于身体各部位的固定。

(3)适应证:①深度烧伤创面愈合后。②植皮后关节制动。③拆线后固定。④指间关节有挛缩趋向时,即对抗位牵引。

(4)一般疗程3～6个月。

(5)抗挛缩、防畸形时可白天功能锻炼,夜间固定。

(6)神志不清者或植皮后固定者,应连续固定。

2.压力疗法

(1)穿用弹性织物对烧伤愈合部位持续压迫可预防和减轻瘢痕增生,是局部深度烧伤愈后防止瘢痕增生的治疗方法,应尽早实施。

(2)弹力服应紧身、符合治疗部位体形。

(3)穿着弹力服应持之以恒,要持续 6～12 个月。

(4)对局部皮肤菲薄者,特别是骨突部位,应用优质细软纱布平铺两层作为衬垫,以防受压破溃。

(5)小儿用弹力服应注意到限制发育的问题。尤其是面部下颌持续压迫会限制下颌骨和齿槽的发育,影响牙胚发育,造成齿列不齐,咬合不全。面容随之变形。

(6)男性青少年穿弹力裤会影响睾丸发育,成为日后不育的原因。应予以充分重注意。

(7)弹力服久用弹力减小、体型变化者,应予以改制或新制。

(8)功能部位穿在弹力套中,会限制功能活动,应努力坚持锻炼,以防肌肉废用和关节僵硬。

3.按摩疗法

(1)按摩以按、摩、揉为主,对老的瘢痕应增加推、提、捏等手法。

(2)按摩前涂液状石蜡以减少摩擦,并不断变换按摩位置,以防产生水疱。

(3)按摩力垂直于瘢痕挛缩方向,螺旋状移动,用力循序渐进。

(4)加压治疗时注意:①加压治疗应尽早。②压力适中,以能忍受、无血液循环障碍为佳。③持续加压 6～12 个月。

4.被动活动

(1)被动活动能放松痉挛肌肉、活动关节,同时牵伸相应组织,起到防止挛缩和粘连的作用。

(2)活动时注意手法及力度,由弱到强,循序渐进

(3)活动量视病情而定,逐渐扩大活动范围、增加活动频率及强度。

(4)植皮术后,1 周内暂停运动,1 周后恢复。

5.主动活动

(1)主动活动既增加肌力,促进血液循环,又可防止关节粘连和钙化。

(2)活动度由小到大,从不痛部位开始,逐渐扩展到疼痛部位。

(3)鼓励患者坚持各个部位循序活动。

(4)卧床期间练习闭眼、张口;双臂上举、外展,屈伸肘、腕,前臂旋前、旋后,握拳,伸指。

(5)双下肢练习静力肌肉收缩,外展,直腿抬高,屈伸髋、膝、踝,尤其注意练习足背伸。

(6)每天 2～3 次,每次 15～30 分钟。

(7)可下床活动时则练习穿衣、洗脸、梳头、吃饭、如厕等。

(8)指导家属做好监督工作。

6.温水疗法

(1)水的浮力使患肢容易活动,温水中运动疼痛明显减轻,同时可减轻瘢痕挛缩,促进瘢痕成熟。

(2)一般水温 38～39℃。

(3)每天 1～2 次,每次 20～30 分钟。

7.病情观察

(1)康复治疗过程中,严密观察病情变化。

(2)如有不适应立即停止。

(3)症状缓解后再行康复治疗。

8.康复练习

(1)下床前先练习双下肢下垂坐在床边,每天 2～3 次,每次 20～30 分钟。

(2)下床时下肢使用弹力套,先练习站立,逐步发展到走路、弯腰、转体、下蹲、爬楼梯等。

(3)注意防止摔伤。

(4)行走后抬高双下肢,防止下肢水肿

9.瘢痕贴与弹力套合用

(1)预防和压迫增生的瘢痕,抑制其生长,24 小时持续使用效果更佳。

(2)从创面愈合后开始使用。

(3)使用时间一般为半年至一年,甚至更长时间。

10.瘢痕疼痛瘙痒

可选用物理疗法,如音频电疗、超声波治疗,可以止痛、止痒、软化瘢痕。

11.预防为主

(1)功能康复的原则是防治结合,预防为主。

(2)烧伤早期即应采取有效地预防措施:①保护烧伤创面,防止创面加深。②各关节保持在功能位和对抗挛缩位。③早期主动与被动锻炼。④创面愈合即开始弹力压迫等。

(3)深度烧伤创面,愈合过程必然导致瘢痕增生,为阻止或减轻这种病理过程的转化,手术是最有效地手段。

(4)手术包括早期切痂植皮和晚期残余创面植皮。

(5)术后仍需坚持功能锻炼,防止皮片挛缩。

(三)药物治疗的护理

1.外用药

(1)使用预防和软化瘢痕的乳剂,如肤康霜、醋酸去炎舒松霜、氯倍地霜、康瑞宝等,均匀地涂在已愈合的创面上按摩,使其充分吸收。

(2)也可用喷雾剂(如抑瘢灵)或口服肤康片。

2.注射用药

将醋酸去炎舒松和局麻药注入和浸润到瘢痕组织中,是药效发挥最好的方法。

3.激素类药物

利用其消炎、减少供血和抑制成纤维细胞胶原蛋白合成、促使成纤维细胞退行性变等作用来抑制瘢痕增生。

(四)整形手术和美容治疗护理

1.整形手术

(1)应用整形外科手术,切除或松解烧伤瘢痕,恢复功能。

(2)组织缺损创面,用Z字成形、游离皮片移植、带蒂皮瓣和游离皮瓣移植等方法修复。

2.美容治疗

(1)将护肤美容技术用于治疗烧伤治愈后的皮肤缺陷,如局部色素沉着和表浅瘢痕等。

(2)表浅瘢痕采用磨削术予以消除,促使局部愈合后改善原有缺陷。

(3)对烧伤治愈后局部色素沉着,可采用青花素离子导入法治疗。

(4)有表浅瘢痕者,可同时予软化瘢痕治疗。

(5)烧伤后眉毛缺如者,可予文眉。

(6)烧伤后的容貌缺陷用舞台化妆法掩盖。运用黏膜、塑垫和油彩等进行美化。

(7)缺发、斑秃者戴发套。

(8)眼部缺陷戴墨镜等。

(五)健康宣教

1.加强营养

(1)给予高热量、高蛋白饮食,同时注意补充维生素和微量元素

(2)注意不吃含胶原纤维多的食物,如猪蹄、肉皮等。

(3)少吃辛辣食物,防止加重瘢痕的疼痛、瘙痒。

2.注意事项

(1)避免各种不良因素刺激。

(2)创面愈合后,禁搔抓、碰撞。

(3)避免日晒。

3.固定

关节部位应用热塑夹板维持在功能位置固定

4.压力治疗

(1)创面大部分愈合后尽早开始压力治疗,并要坚持。

(2)用弹性绷带固定,穿弹力套、弹力衣,以不影响静脉血流为宜。

(3)手、颈、腋部必须同时结合夹板治疗对抗瘢痕挛缩。

5.功能锻炼

(1)早期开始活动。

(2)首先进行日常生活的训练。

(3)从小范围活动开始,逐渐扩大活动范围和增加活动频率。

(4)瘢痕成熟时,鼓励患者进行职业训练。

(5)以简单形式的劳动为主,如持锤子敲打操作。

(6)按职业工种和体力选择训练内容,如写字、打字、打算盘电脑、编织等。

(7)特别强调循序渐进,持之以恒

【前沿进展】

(1)严重烧伤的救治是一个长期的过程。从早期的抗休克直到后期的康复，甚至是下一步的整形手术，对一个患者来说是数年至10年，甚至是数十年的过程。疾病治疗涉及范围也从一个病员蔓延到一个家庭或数个家庭。作为医务人员要想与患者建立良好的医疗合作，需要对每个患者进行评估，做到个体化健康教育，鼓励病员充分发挥主观能动性，了解康复医疗，主动配合康复治疗，将疾病带来的伤害降低到最低程度。

(2)传统的康复治疗主要在于防瘢痕治疗，目前烧伤救治进入“再生医学”时代，提出瘢痕皮肤结构不同于正常皮肤，也不具有泌汗功能；而干细胞治疗在创面的再生修复中发挥重大作用。在皮肤严重受损的修复与再生中，应用MSCs移植可加速创面愈合，提高愈合皮肤的质量，还可以诱导hBM-SCs分化为汗腺样细胞，移植到创面，使新生皮肤具有泌汗功能。

参 考 文 献

[1]丁玉红,徐菡,韩玉娟.临床护理实践.北京:军事医学出版社,2010
[2]陈淑英.临床护理实践.上海:复旦大学出版社,2007
[3](美)凯西J.莫里森.脑卒中临床护理实践.天津:天津科技翻译出版社,2015
[4]修麓璐.呼吸内科临床护理实践指导手册.北京:军师医学科学出版社,2015
[5]李红,李映兰.临床护理实践手册.北京:化学工业出版社,2010
[6]涨潮鸿,江领群.临床护理实践技能.北京:科学出版社有限责任公司,2016
[7]刘峰.临床护理指南.北京:军事医学出版社,2011
[8]陈月琴,刘淑.临床护理实践技能.北京:北京大学医学出版社,2009
[9]李秀云,殷翠.临床护理实践.北京:人民卫生出版社,2014
[10]蔡金辉.肾内科临床护理思维与实践.北京:人民卫生出版社,2013
[11]杨莘.神经内科临床护理思维与实践.北京:人民卫生出版社,2013
[12]姜梅.产科临床护理思维与实践.北京:人民卫生出版社,2013
[13]王丽丽.心脏外科临床护理与实践.北京:军事医学科学出版社,2012
[14]伍小飞,敖以玲.临床护理技能实践手册.成都:四川大学出版社,2013
[15]韩杰.眼科临床护理手册.北京:科技文献出版社,2009
[16]逯传凤.神经科临床护理与实践.北京:军事医学出版社,2010
[17]石兰萍.临床内科护理基础与实践.北京:军事医学科学出版社,2013
[18]温贤秀,张义辉.优质护理临床实践.上海:上海科学技术出版社,2012
[19]田莹,扬名钫.危重症护理实践.昆明:云南科学技术出版社,2014
[20]古海荣,吴世芬.基础护理技术.北京:人民卫生出版社,2013
[21]周更苏,于洪宇,史云菊.基础护理技术.武汉:华中科技大学出版社,2010
[22]丁炎明,张大双.临床护理基础技术操作规范.北京:人民卫生出版社,2015
[23]王静.基础护理技术.上海:复旦大学出版社,2011
[24]唐前.内科护理.重庆:重庆大学出版社,2016
[25]张晓念,肖云武.内科护理.上海:上海第二军医大学出版社,2015
[26]倪洪波,罗文俊.外科护理.武汉:湖北科学技术出版社,2010
[27]李卡,许瑞华,龚姝.普外科护理手册.北京:科学出版社,2015
[28]刘玲,何其英,马莉.泌尿外科护理手册.北京:科学出版社,2015
[29]席淑华.急危重症护理.上海:复旦大学出版社,2015
[30]朱京慈,胡敏.急危重症护理技术.北京:人民卫生出版社,2011